Erfahrungen
und
Untersuchungen
über den
Menschen.

Von

Karl Franz von Irwing,
Oberconsistorialrath, wie auch Rath bey den Directorien des Joachimsthalischen Gymnasiums und der Domkirche.

Zweyter Band.

Berlin,
im Verlage der Realschulbuchhandlung.
1777.

Vorrede.

Die Art und Weise, wie der Anfang dieses Werks aufgenommen worden, hat mich aufgemuntert, darin fortzufahren; jedoch bekenne ich gerne, daß ich demungeachtet mit einiger Furchtsamkeit diesen zweyten Band dem Publicum übergebe. Nicht, daß ich mir nicht sollte bewußt seyn, meine Materie mit möglichster Aufmerksamkeit durchgedacht zu haben, sondern weil ich finde, daß ich zuweilen doch noch zu dreist Meynungen zu behaupten scheine, davon das Gegentheil weit allgemeiner geglaubt und angenommen wird. Ich bin indessen nicht so dafür eingenommen, daß ich nicht einsehen sollte, vieles davon müsse erst durch mehrere Erfahrungen und andre Arten der Prüfung seinen eigentlichen Werth erhalten. Die Zeit, die an allen menschlichen Kenntnissen nach und nach immer vieles berichtiget, mag auch an den hier gelieferten Vorstellungen von der menschlichen Natur, wenn sie über die Prüfungen

fungen des gegenwärtigen Zeitalters hinausleben sollten, das Ungewisse und Unzulängliche wegstreichen oder verbessern. Ich bin zufrieden, wenn ich nur Veranlassung zum weitren Nachdenken darüber gegeben habe.

Diejenigen, die den ersten Band dieses Werks nach der ersten Ausgabe gelesen haben, muß ich bitten, denselben auch nach der zweyten Ausgabe, wenigstens von dem 96. §. an, nochmals zu übersehen, weil ich ihnen sonst in dem gegenwärtigen nicht verständlich genug seyn würde.

Vorrede.

Uebrigens ist bald wahrzunehmen, daß die Materien des vierten Theils in diesem Bande noch nicht geendiget sind. Die Eintheilung in Bände ist willkürlich, und hängt von den natürlichen Abtheilungen einer Materie nicht ab. Berlin, am 21 März, 1777.

Inhalt.

Inhalt
des zweyten Bandes.

Vierter Theil.

Von den Geistesfähigkeiten des Menschen, und von der menschlichen Seele, in so weit sie den Grund davon enthält.

Inhalt.

1. Die

Inhalt.

4. Ob

4. Wie

Vierter Theil.

Von
den Geistesfähigkeiten
des Menschen,
und von
der menschlichen Seele,
in so weit sie
den Grund davon in sich enthält.

Erste Abtheilung.

Von der eigentlichen Quelle, daraus der Unterschied zwischen Menschen und Thieren zu entspringen scheint.

§. 115.

Schwierigkeit beym Uebergange vom bloßen Thiere zum Menschen.

Alles, was von der Beschaffenheit des Menschen bisher gesagt worden, ist von den äußren Empfindungen allein hergeleitet und daraus erklärt worden. Dabey ist in der Seele selbst, außer dem Vermögen Gewahrnehmungen davon zu erlangen, und solchen gemäß thätig zu seyn, keine andre Fähigkeit vorausgesetzt worden. Ich bin nur bloß bey dem stehen geblieben, was ganz unstreitig unmittelbare Folgen davon sind, nämlich bey den reinen äußren Empfindungen. Die Verbindung dieser Empfindungen mit der Thätigkeit, in so weit als sie allein durch jene geleitet werden kann, scheint mir die ganze Erklärungsart der bloß thierischen Natur des Menschen in sich zu begreifen. Freylich können jene Betrachtungen, die in dem vorhergehenden daraus hergeleitet worden, noch sehr erweitert und manche andre Folge mehr daraus gezogen werden; allein es wird doch alles nur immer die bloß thierischen Beschaffenheiten des Menschen betreffen, da nicht abzusehen ist, wie sich daraus allein auch nur das Geringste von dem begreiflich machen ließe, was den Menschen eigentlich zum Menschen macht.

macht, oder was ihn so augenscheinlich und unwidersprechlich über alles, was bloß Thier ist, erhebt.

Alle diejenigen, welche mit Fleiß und Aufmerksamkeit die Natur der Thiere beobachtet haben, kommen, wenn sie gleich sonst in der Erklärungsart noch so weit von einander abgehen, fast sämmtlich darin mit einander überein, daß den Thieren weder Verstand noch Vernunft zugeschrieben werden könne; daß sie weder Ueberlegungen anstellen, noch urtheilen, oder Schlüsse machen; daß sie keine abstracte und allgemeine Begriffe, keine eigentliche Willkür und keinen freyen Willen besitzen; und daß überhaupt den Thieren alle Arten solcher Ideen mangeln, die Ueberlegung und Verstand, Vernunft und freye Wahl voraussetzen. Dieser große Unterschied zwischen den Menschen und Thieren fällt einem Jeden in die Augen; aber die Quellen davon und die ersten Ursachen liegen ungemein versteckt.

Ließe es sich allein aus den bloßen Empfindungen, oder den unmittelbaren Gewahrnehmungen dessen, was die Sinne und Gefühle einem thätigen und gewahrnehmenden Subjecte vorstellen, begreiflich machen, wie daraus das Vermögen zu überlegen und Verstand zu haben entspringen könne, oder wäre Verstand und Vernunft bloß eine natürliche Folge der Empfindungen und Gefühle allein, so würde es in der That ganz unbegreiflich seyn, warum nicht wenigstens manche Thierarten, besonders die, welche mit eben so viel und eben so guten Sinnen versehen sind als der Mensch, sich nicht endlich auch bis zum Gebrauch des Verstandes empor geschwungen hätten, zumal da einige eben so lange und länger leben als der Mensch. Es ist daher klar, daß der Grund

davon

davon noch anderswo gesucht werden muß; ihn aber zu finden, und daraus auf eine einleuchtende Weise die Vorzüge des Menschen herzuleiten, ist mit manchen Schwierigkeiten verknüpft.

Wenigstens gestehe ich es sehr gern, daß die Auflösung derselben mir nicht so leicht wird, als sie vielleicht denen scheint, die für ausgemacht annehmen, daß sich die deutlichen und allgemeinen Begriffe aus den Empfindungen und den Ideen davon von selbst erzeugen, und daß in der Vorstellungskraft der Seele überhaupt, die doch den Thieren gleichfalls zukommt, der Verstand und die Vernunft schon enthalten sey, und nur Zeit und Uebung bedürfe, um sich nach und nach von selbst daraus zu entwickeln.

§. 116.

Wo Einige die Quelle des Unterschiedes zwischen den Menschen und Thieren gesucht haben.

Ich leugne indessen nicht, daß nicht schon manchem Philosophen diese Schwierigkeit stark aufgefallen ist; insonderheit seitdem man angefangen hat zu muthmaaßen, daß Verstand und Willen vielleicht nicht die ersten Grundeigenschaften der menschlichen Seele seyn möchten, sondern daß beyde vielmehr selbst noch einen weitren reellen Grund in der Seele, oder doch überhaupt in dem Menschen haben müßten. Es ist daher schon mancher Versuch gemacht worden, diesen Grund aufzusuchen, und dadurch die wahre Quelle des Unterschiedes zwischen Menschen und Thiere zu entdecken.

Helvetius, der bey manchem Verdienst um die Philosophie, doch auch bisweilen absonderliche Meynungen geltend zu machen

sucht,

sucht, glaubt die Quelle der menschlichen Geistesfähigkeiten, oder den Grund des Unterschiedes zwischen Menschen und Thiere, darin vornehmlich zu finden, daß der Mensch mit Händen, und an den Händen mit Fingern von besonders feinem Gefühl versehen ist. Er meynt, daß dadurch der Mensch zu so umständlichen Empfindungen des Fühlens gelange, daß nothwendig daraus die Unterscheidung der einzelnen Ideen des Gefühls, das Nachdenken, und die Ueberlegung, wenn besonders das Gedächtniß hinzukommt, entspringen müsse. Es scheint ihm natürlich, daß die Thiere zu solchen Vollkommenheiten ihrer Vorstellungen und zu der dadurch entstehenden Fertigkeit der Seele niemals gelangen könnten, weil sie zu jenen deutlichen Empfindungen des Fühlens nicht geschickt sind, und sich solche auf keinerley Weise erwerben können.

Andre haben die Quelle der menschlichen Geistesfähigkeiten, in der vollkommenern Einrichtung unsres Gehirns und seiner Fibern gesetzt. Andre finden sie in den Sprachorganen, und der Fähigkeit zu sprechen, womit der Mensch vorzüglich vor allen andren Thieren begabt worden. Noch andre, in der dem Menschen eigenen Willkürlichkeit (Velleität), oder dem Vermögen eine Willkür zu äußern; und endlich noch Andre, in dem Bewußtseyn unsrer selbst, in der Besonnenheit, Apperception, oder in dem Wesen der menschlichen Seele überhaupt, indem sie dazu, den Verstand und die Freyheit des Willens, ohne weitren Beweis rechnen.

Für meinen Endzweck wäre es zu weitläuftig, alle diese Meynungen ausführlich herzuerzählen, und jede besonders zu beurtheilen. Ich will mich dafür lieber bemühen, einen Jeden

selbst

selbst in den Stand zu setzen, sich die wahrscheinlichste Meynung mit Grunde zu wählen, oder sich selbst eine bessere zu erfinden.

§. 117.

Wo überhaupt die Quellen dieses Unterschiedes gesucht werden können.

Meines Erachtens kann die erste Quelle aller Vorzüge des Menschen, so wohl in Absicht seiner Erkenntniß, als seiner Handlungen, nur auf dreyerley Wege gesucht und gefunden werden. Entweder muß sie in dem menschlichen Körper und seiner Organisirung, oder in der menschlichen Seele, oder aber in beyden zu gleichem Antheil anzutreffen seyn. Alle Hypothesen, die über diese Sache erdacht werden können, müssen zu einem von diesen dreyen Fällen gehören.

Helvetius und seine Anhänger, wie auch diejenigen, welche die Einrichtung des Gehirns und seiner Fibern, oder aber die Sprachorganen,

nen, zum ersten reellen Grunde des Unterschiedes zwischen Menschen und Thiere annehmen, gehören zur ersten Classe, wozu noch diejenigen zu rechnen sind, welche die menschliche Seele, durch eine vorstellende Kraft der Welt, nach dem Stande oder der Lage des menschlichen Körpers erklären. Denn auch diese werden zugeben, daß die thierische Seele, eine vorstellende Kraft der Welt nach der Lage des thierischen Körpers sey, oder es müßte denn der Charakter der Vernunftfähigkeit gleich mit in der Erklärung selbst bestimmt worden seyn. Daß hingegen die, welche den Vorzug des Menschen, aus der Freyheit, aus dem Bewußtseyn, und aus der Besonnenheit herleiten, zur zweyten Classe gehören, ist von selbst klar.

Jedwede Gattung dieser Hypothesen hat viel Wahrscheinliches für sich anzuführen. Ehe ich aber die Gründe für eine jede anzeige,

zeige, mache ich folgende allgemeine Anmerkung.

Gesetzt, es wäre Jemand im Stande den ganzen Unterschied zwischen Menschen und Thiere, entweder allein aus der Seele, oder allein aus dem Körper und desselben Organisation vollkommen begreiflich zu machen, so dürfte er doch um deßwillen noch nicht den Ausspruch thun, daß entweder im Körper oder in der Seele, der wahre Grund davon liege. Denn es ist eine bekannte Sache, daß von allen Dingen, die mit einander zu gemeinschaftlichen Endzwecken eingerichtet sind, zumal, wenn diese Einrichtung von der Natur selbst herrührt, allemal das Eine so wohl als das Andre dergestalt zum Grunde angenommen werden kann, daß alle Erscheinungen in dem Einen auf eine begreifliche Weise aus dem Andren hergeleitet und erklärt werden können.

Von Beyspielen dieser Art ist die ganze Naturgeschichte voll. Wer also allein aus der Begreiflichkeit seiner Erklärung, den Beweis führen wollte, entweder, daß die Seele allein, oder der Körper allein, den ersten und eigentlichen Grund des Unterschiedes von Thieren und Menschen enthielte, der würde offenbar das, was nur ein Grund in unsrer Vorstellungsart ist, für einen Grund und Ursache in der Natur selbst annehmen, und der Schluß wäre nicht sicher. Es muß daher die eine wie die andre dieser Meynungen, noch durch Gründe andrer Art unterstützt werden, wenn sie auf einen vorzüglichen Grad der Wahrscheinlichkeit Anspruch machen soll. Und in der That hat auch jedwede dieser Meynungen noch andre Gründe für sich anzuführen.

§. 118.

§. 118.

Gründe für diejenige Meynung, nach welcher die Quelle des Unterschiedes zwischen Menschen und Thiere, in den Körper und dessen Organisirung gesetzt wird.

Die, welche die erste Quelle dieses Unterschiedes in dem vollkommenern Bau des menschlichen Körpers und dessen Organisation setzen, leiten ihren Beweis vornehmlich aus der Erfahrung her. Und diese scheint auch in der That ihrer Meynung ungemein zu statten zu kommen. Denn vors Erste, ist es so gut als ausgemacht, daß überhaupt die Quelle von aller unsrer Erkenntniß und ihrer Beschaffenheit allein in den Sinnen gesucht werden muß, indem die Ursachen, warum wir von den Dingen außer uns eben diese und keine andre Ideen haben, bloß darin liegt, daß unsre Sinne eben so und nicht anders beschaffen sind. Diese Erfahrungen erwecken die Vermuthung, daß auch vielleicht die Ursache, warum wir eine so viel voll-

vollkommnere Erkenntniß haben als die Thiere, gleichfalls in der größren Vollkommenheit unsrer Sinne, und unsrer ganzen Empfindungsorganisation zu suchen seyn möchte. Zweytens, lehrt die unstreitige Erfahrung, daß irgend ein Mangel an unsren Sinnen, oder ein Fehler im Gehirn, entweder einen gänzlichen Mangel, oder doch ein sehr merkliches Nachtheil an einer oder der andren Seelenfähigkeit nach sich zieht; so wie unleugbare Beyspiele aufzuweisen sind, daß gewisse Mängel in den Seelenfähigkeiten, welche angeboren zu seyn schienen, bisweilen durch einen Zufall, wodurch eine glückliche Verändrung im Gehirn hervorgebracht worden, gänzlich sind gehoben, und auf diese Weise gleichsam neue Fähigkeiten in der Seele sind erzeugt oder entwickelt worden.

Diese und andre ähnliche Erfahrungen machen, wie nicht zu leugnen ist, es höchst wahrscheinlich, daß die Verschiedenheit in den Seelenfähigkeiten der Menschen untereinander vielleicht einzig und allein einer glücklichern oder unglücklichern Einrichtung unsrer Organisation zugeschrieben werden müsse; ja sie geben dabey eine nicht undeutliche Anleitung, auf die Muthmaßung zu kommen, daß vielleicht der eigentliche Sitz der Ursache alles Unterschiedes der Seelenfähigkeiten zwischen Menschen und Thiere, allein in der verschiedenen Bauart ihrer Körper, und ihrer Organisationen zu finden sey. Und daß folglich die Seele eines Thieres, in dem Körper eines Menschen, so wie der Mensch selbst empfinden, denken und handeln würde.

Hiezu kommt noch drittens, daß allerdings, nach der Meynung des Helvetius, die Empfindungen des Fühlens, so wie sie der Mensch ver=

vermittelst seiner Finger und Hände erlangen kann, sehr umständliche und klare Ideen von dem Unterschiede der fühlbaren Gegenstände geben können, so, daß, wenn die dem Menschen eigenthümlichen Sprachorganen, vermittelst welcher er alle diese mannichfaltige Unterschiede der Empfindungen, mit eben so mannichfaltigen articulirten Tönen bezeichnen kann, noch hinzugedacht werden, es wenigstens auf den ersten Anblick gar nicht unmöglich scheint, den ganzen Vorzug des Menschen allein in der Einrichtung seines Körpers und in dessen vollkommnern Organisirung finden zu wollen.

§. 119.

Gegengründe derer, welche die Quelle dieses Unterschiedes allein in der Seele setzen.

Dagegen kann geantwortet werden: Erstlich, daß bey genauerer Prüfung der gegenseitigen Gründe, das Meiste, was von Gewicht zu seyn scheint, vielleicht darauf hinauslaufen möchte daß sich aus der Verschiedenheit der menschlichen und thierischen Körper und ihrer Organisationen die mehresten Erscheinungen der Verschiedenheit ihrer Seelenfähigkeiten herleiten und erklären lassen möchten. Diese Art des Beweises kann aber dem zu Folge, was vorher (§. 117.) angemerkt worden, hier wenig oder gar nichts entscheiden. Zweytens, es sey eine ausgemachte Sache, daß die Seele, sie bestehe ihrer Natur nach worin sie wolle, doch immer den vornehmsten und edelsten Theil des Menschen ausmache; um deßwillen aber sey es nicht wahrscheinlich, daß ihre wesentliche Vollkommenheiten bloß auf die Organisirung des Körpers beruhen, und allein darnach von der Natur eingerichtet seyn sollten. Vielmehr wäre zu vermuthen, daß diese, so wie es jene erfordern, gebildet worden. Man würde die Ordnung der Natur, die sonst bey allen andren Dingen auf diesen Schluß hinweiset, umkehren, wenn man hier den ersten Grund im Körper und nicht vielmehr in der Seele selbst, als dem edlern Theile thierischer Geschöpfe, setzen wollte. Ja es wäre fast eben so viel, als wenn Jemand die eigentliche Ursache des Unterschiedes zwischen einem Fürsten und einem Bettler, in den prächtigen Zimmern suchen wollte, die jener bewohnt, ob sich gleich auch aus der Pracht derselben folgern läßt, daß ein Fürst oder sonst ein großer Herr, der Bewohner derselben seyn muß.

Dieser Beweisgrund scheint zwar auf den ersten Anblick zu viel zu beweisen. Denn es kann daraus auch zu folgen scheinen, daß auf solche Weise ebenfalls die Verschiedenheit in den Seelenkräften mehrerer Menschen unter sich, oder auch nur eines und eben desselben Menschen, aber in verschiedenen Zeitpunkten, ihre erste Quelle in der Seele finden müßte, und folglich zum Beyspiel davon, auch die Ursache des Wahnwitzes oder der Abnahme der Seelenkräfte im Alter, gleichfalls in der Seele selbst gefunden werden müsse. Aber es ist dabey zu bemerken, daß es doch nicht einerley ist, ob gesagt wird: Der Grund, warum die Seelenfähigkeiten der Menschen, auf diese oder jene Art modificirt sind, liegt in der Verschiedenheit ihrer Organisation, oder ob gesagt wird: Der Grund, warum ganz verschiedene Gattungen der Thiere, ganz verschiedene Seelenkräfte äußren, liegt ursprünglich in der Verschiedenheit ihrer Körper und Organisationen. Die Seelenvermögen in den Menschen sind nur den Graden nach verschieden, und da kann diese Verschiedenheit, wenn auch die Seelen an sich alle einerley seyn sollten, wie doch lange noch nicht ausgemacht ist, durch die Werkzeuge der Seele auf die beste Art gewirkt wer-

werden. Die Seelenkräfte der Thiere aber sind von den menschlichen himmelweit verschieden, und wenn bloß ihr Körper, solche so sehr weit heruntersetzen sollte, so wären ihre Fähigkeiten, wenigstens für einen ganzen nicht geringen Auftritt in dem großen bedeutungsvollen Schauspiele der Natur, ganz und gar unnütze. Meines Erachtens kann demnach von den Ursachen, die den Unterschied unter den Menschen wirken, nicht sicher auf die Ursachen geschlossen werden, die den Unterschied zwischen den Thieren und den Menschen hervorbringen.

§. 120.
Noch andre Gründe für die Meynung, daß die erste Quelle dieses Unterschiedes allein in der Seele gesucht werden müsse.

Wäre es möglich, daß die Seele unmittelbar von sich selbst und ihrer Art zu wirken, Gewahrnehmungen haben könnte, und bestünde nicht alle Erkenntniß, die sie von sich selbst be=

bekommt, bloß in den Gewahrnehmungen solcher Wirkungen von sich, die wieder zurück auf sie wirken, so würde es leicht seyn aus der Sache zu kommen, und die Frage wäre bey der unmittelbaren Betrachtung der Seele bald zu beantworten. So aber, da die Seele nur die Gegenwirkungen der Organisation, und der unmittelbaren Werkzeuge ihrer Ideen zu Gesichte bekommt, muß man sich bloß mit Folgerungen behelfen, welche, ob sie gleich nicht viel mehr als Muthmaaßungen sind, doch so wie andre Wahrheiten, unsren Beyfall gewinnen können.

Die Gründe, welche für die letzte Meynung vorher angeführt worden, deuchten mir ein überwiegendes Gewicht zu bekommen, weil es noch andre Erfahrungen und ausgemachte Wahrheiten giebt, welche damit in der besten Harmonie stehen; welches überhaupt für diejenige Art der Erkenntniß, die nicht durch unmittelbare Erfahrungen zur Evidenz und zum Anschauen gebracht werden kann, der einzige Beweis ist.

Sollte der Grund des Unterschiedes zwischen den Menschen und Thieren, nicht in der Seele, sondern im Körper allein und in dessen Organisation liegen, so würde folgen, daß die Seelen der Menschen und der Thiere bey ihrer Geburt noch ganz einerley wären, und einerley Fähigkeit haben müßten. Ich will mich hier nicht auf den Grundsatz des Nichtzuunterscheidenden beziehen, weil nicht einem Jeden derselbe genugsam einleuchtend ist, sondern ich frage nur, woher kommt es, daß sich gewisse Fähigkeiten in den Thieren, bey einer schlechtren Organisation ihres Körpers geschwinder, als in dem Menschen bey einer beßren, entwickeln? wie zum Beyspiel, das Gedächtniß, die Erkenntniß der ihm zukommenden Nahrungsrungsmittel, das Wiederkennen seiner Mutter u. d. m. Antwortet man, der Grund davon liegt gleichfalls in der Organisation, so ist in dieser Absicht die Organisation der Thiere wieder besser, als die Organisation der Menschen, und doch muß sie in Absicht der natürlichen Folgen davon, als des Bewußtseyns, der Apperception, der Ueberlegung, Vergleichung, u. s. w. wiederum schlechter seyn.

Will man aber auch über diese Schwierigkeit weggehn, weil vielleicht die Gründe davon noch nicht genugsam erörtert sind, so frage ich weiter, warum zeigen oft Kinder noch eher als sie zum Gebrauch der Sprachorganen gelangt sind, und reden können, unleugbare Spuren des Nachdenkens und der Ueberlegung so deutlich, als kein bloßes Thier sie jemals bewiesen hat? Wer Gelegenheit gehabt hat, Kinder mit Fleiß zu beobachten, wird, in so fern dieses eine Thatsache ist, an der Richtigkeit davon nicht zweifeln. Rührt der Unterschied der Seelen von dem Unterschiede der Organisationen her, so kann ja das Unterscheidende in der Seele, sich nicht eher bilden, als bis das Unterscheidende in der Organisation sich gebildet hat. Die Seele der Kinder aber kommt ihrem Körper in der Ausbildung oft zuvor.

Noch mehr: die Hauptsache bey der ganzen Hypothese, daß nämlich die Vorzüge der menschlichen Seelenfähigkeiten, ihren Grund in der bessern Organisirung des menschlichen Körpers haben, ist bisher noch ganz und gar nicht ausgemacht. Denn hauptsächlich muß es doch dabey auf die Organisirung des Gehirns und des feinren Nervengeflechtes ankommen, davon die Seele die Wirkung unmittelbar gewahrnimmt. Und ob in diesem Stück der

Mensch

Mensch besser organisirt sey als die vollkommnere Thierarten, ist, wo nicht im Grunde falsch, doch noch höchst zweifelhaft. Die Anhänger dieser Hypothese reden beständig von der beßren Organisation des Menschen, und haben doch noch keinen unstreitigen Beweis für die Thatsache selbst beygebracht, ja sie haben noch nicht einmal deutlich angegeben, worin eigentlich das Beßre bestehen soll. Moscati, ein berühmter Professor der Anatomie zu Siena, hat in dieser Absicht mit vielem Fleiß die Untersuchung der Organisation der Menschen und der Thiere vorgenommen; aber er hat gefunden, daß es überall keinen substanziellen körperlichen Unterschied weder in der Bildung der sinnlichen Werkzeuge noch der Nerven und des Gehirns zwischen den vollkommnern Thieren und den Menschen gebe. Ja er sagt, daß, wenn das Gehirn des Menschen nicht noch unvollkommner sey, als das Gehirn der Thiere, so sey es doch wenigstens in den Augen des Zerglieders um nichts besser (*). Worauf beruht denn nun also die ganze Hypothese? Gewiß, noch zur Zeit auf weiter nichts, als auf bloße Speculation.

Doch, auch dieses zugegeben. Gesetzt, die Organisation in den Menschen, sey wirklich vollkommner als in den Thieren; was kann denn nun daraus folgen, oder was sie eigentlich hervorbringen? Ich denke, anders nichts, als schärfere, feinere und gleichsam umständlichere Sinne. Und das findet sich doch nicht vorzüglich vor allen Thierarten, im Menschengeschlechte. Wenn es aber auch wäre, und die

(*) Von dem körperlichen wesentlichen Unterschiede, zwischen der Structur der Thiere und der Menschen. Eine academische Rede, von Moscati, übersetzt vom Herrn Professor Beckmann. Göttingen 1771. Seite 95.

die Erfahrung es bestätigte, was könnten daraus anders für Folgen auf die Seele entstehen, als stärkere, feinere, mehr ins Einzelne gehende, und umständlichere Gewahrnehmungen, und dann, ein sich darauf beziehendes Gedächtniß, und eine dergleichen Phantasie. Mit einem Worte, alles was einer besseren Organisation eingeräumt werden kann, muß bloß auf die Empfindungen, und überhaupt auf die leidenden Ideen eingeschränkt werden, diese allein können von der Güte der Organisation Vortheil ziehen. Wie aber dadurch allgemeine Begriffe, willkürliches Nachdenken, Verstand und Vernunft in der Seele erzeugt werden sollten, das sehe ich gar nicht ein. Wäre es möglich, daß diese Beschaffenheiten der Seele, allein von der Organisation des Körpers erzeugt werden könnten, so müßte doch schon ein schwacher Grad davon, auch in den Thieren anzutreffen seyn, da sie die erforderlichen Quellen

len davon, obgleich mit minderer Ergiebigkeit wirklich besitzen, und in sich haben.

Hiernach würde nun, wenn es möglich wäre, daß die Seele eines Menschen in einen bloß thierischen Körper übergehen könnte, ein solches Thier zwar kein äsopisches seyn, es würde aber doch allemal einen wahren, obgleich nur sehr eingeschränkten Verstand äußren, und eine wirkliche Vernunft, obgleich nur nach dem kleinen Umfang seiner Ideen beweisen. Und wenn dagegen eine menschliche Misgeburt ohne Finger und Hände, und noch dazu taub und stumm, verschiedene Jahre hindurch leben sollte, so würde sich bald genug zwischen ihr und einem bloßen Thiere ein großer Unterschied bemerken lassen; man würde gewiß, ob sie gleich in Absicht der Organisation weit schlimmer dran wäre, als die Thiere, doch deutliche Spuren des Nachdenkens, der Ueberlegung und der Allgemeinheit ihrer Begriffe, wahrnehmen. Durch eine solche Misgeburt würde Helvetius am besten widerlegt werden. Eben so möchte man einem Papagay, der doch einige Sprachorganen besitzt, noch dazu menschliche Hände und Finger geben; ich vermuthe, er würde auf solche Weise zwar mehrere und beßre Empfindungen des Fühlens bekommen, aber ein Thier, das ohne Nachdenken und Absicht unzusammenhängende Wörter, womit es keinen Sinn verbindet, herplappert, würde er bey dem allen doch bleiben.

Endlich wäre hier noch die Meynung zu beurtheilen, nach welcher die erste Quelle des Unterschiedes zwischen Menschen und Thiere, so wohl in dem Körper als in der Seele zugleich gesetzt wird. Allein, da die, so dieser Meynung günstig sind, anstatt den Mittelweg zu nehmen, die Schwierigkeiten der beyden andren

dren Meynungen verknüpfen, ja noch vermehren, so denke ich, daß auch diese Hypothese, aus dem vorhergehenden beurtheilt werden kann.

§. 121.

Ob die Hypothese von der immerwährenden Fortschreitung aller Geschöpfe zu höheren Stufen der Vollkommenheit, die Meynung begünstige, daß der vorerwähnte Unterschied seinen Grund bloß in der verschiedenen Organisation der Körper habe.

Es findet sich häufig, daß die, welche der körperlichen Organisirung hier alles zuschreiben, noch einen Nebengrund davon in Gedanken haben, der ihnen von nicht geringem Gewichte zu seyn dünkt.

Verschiedene Philosophen haben nämlich schon oft dafür gehalten, daß es dem großen Urheber der Natur anständig, und mancherley Erfahrungen nach auch an sich wahrscheinlich sey, daß der allgemeine Plan der Welt so sey ange=

angelegt worden, daß alle natürliche Hauptveränderungen der Dinge, so wie auf das Beste des Ganzen, so auch auf ihre eigene immer mehrere Vollkommenheit abzielten; und daß also alle Werke der Natur von Stufe zu Stufe eines immer höhren Grades der Vollkommenheit und Glückseligkeit theilhaftig würden.

Zu diesem Plan scheint sich die obige Meynung überaus gut zu schicken. Denn man darf nur annehmen, daß die Thierseelen, nach Zerstörung ihres gegenwärtigen Körpers, wiederum mit einem andren verknüpft würden, der besser organisirt sey als der gegenwärtige, so sind sie sogleich zu Geschöpfen von vollkommnern Seelenfähigkeiten erhoben, und dann ist es von selbst klar, daß sie durch abermalige Hauptveränderungen immer weiter zu höheren Geistergattungen steigen können.

Diese Hypothese ist zwar glänzend, allein es ist die Frage, ob Grund genug da ist, die Ausführung dieses an sich höchst erhabenen Plans, genau eben so und nicht anders zu bestimmen. Es ist noch die Frage, ob bey der Fortschreitung der Geschöpfe von Stufe zu Stufe zu immer höhren Vollkommenheiten, es auch möglich und in dem Plane der Welt mit aufgenommen worden, daß aus einer Gattung der Dinge eine andre werde, die schon vorhanden, oder doch schon da gewesen ist; oder ob es nicht vielmehr in Absicht einer jedweden Gattung der Geschöpfe unendliche Stufen der Vollkommenheit, und, worauf es eigentlich bey lebendigen Geschöpfen ankommt, der Glückseligkeit gebe, so daß die Fortschreitung immerwährend dauern könne, ohne daß jemals eine wirkliche Gattung in die andre übergehe, oder an ihre Stelle trete.

Dieser Plan, deucht mir, kann noch einen erhabenern Begriff von der unendlichen Weisheit und Güte des Urhebers der Natur geben, und dabey erhält er noch auf eine augenscheinlichere

lichere Weise, die der Majestät desselben gemäße unendliche Mannichfaltigkeit der Gattungen.

Jedoch, dem sey wie ihm wolle, so ist doch so viel klar, daß es immer höchst unsicher sey, auf die Art und Weise der Ausführung dieses grosen Plans, Hypothesen von andrer Art zu bauen, oder sie dadurch zu unterstützen.

Sollte es endlich aber auch zum Plan der Welt wirklich gehören, daß die Thierseelen zu Geistern höherer Gattungen erhoben werden sollen, so kann in der für uns geheimnißreichen Anlage der Dinge, noch ein reicher Schatz von Mitteln tief verborgen liegen, wodurch alle diese Seelen, ohne auf die Organisirung des Körpers allein zu sehen, zu den Vollkommenheiten höherer Geister werden gelangen können.

Zweyte Abtheilung.

In welcher Grundeigenschaft der menschlichen Seele, die ersten Quellen des ganzen Unterschiedes der Menschen und Thiere zu setzen sind.

§. 122.

Die Seele ist ein von dem Körper, den sie beseelt, verschiedenes Wesen.

In der Seele selbst also wird wahrscheinlicher Weise der erste Grund des Unterschiedes zwischen Menschen und Thiere, gesucht werden müssen.

Doch, zuvor muß erst ausgemacht seyn, ob auch die Seele, oder das, was in uns empfindet und begehrt, denkt und wählt, ein vom Körper, worin sie ist, wirklich verschiedenes Ding

Ding sey; ob sie eine vom Körper verschiedene und eigenthümliche Wirklichkeit besitze, oder dem menschlichen und thierischen Körper nur so zugehöre und eigen sey, als die Härte dem Steine, die Flüßigkeit dem Wasser, oder der Regenbogen und seine Farben den Sonnenstrahlen, und die Harmonie der verhältnißmäßigen Zusammenstimmung mehrerer musikalischen Instrumente.

Wer leugnet, daß die Seele immateriell und einfach sey, der behauptet deßwegen noch nicht, daß sie vom Körper, worin sie ist, nicht verschieden sey. Denn sie kann, auch als materiell, vom Körper selbst trennbar seyn; auch als materiell kann sie fortdauern, wenn gleich der Körper zerstört wird. Diese Gattung der Materialisten, leugnet also noch nicht die Selbstständigkeit der Seele.

Wer behauptet, daß die Seele ein Theil des menschlichen und thierischen Körpers sey, der leug-

leugnet deßwegen noch nicht, daß die Seele nicht ihre eigenthümliche, und von andren Theilen des Körpers verschiedene Wirklichkeit habe. Der gröbre Theil des Körpers oder alle andre Theile desselben könnten zu Grunde gehn, und dieser feinre Theil desselben, die Seele könnte demungeachtet ihre Wirklichkeit behalten; denn die Auflösung des Ganzen, zieht nicht nothwendig die Auflösung aller einzelnen Theile an sich selbst nach sich. Auch diese Gattung der Materialisten, leugnet noch nicht die Selbstständigkeit der Seele.

Wer aber behauptet, die Seele bestehe in weiter nichts, als in dem Resultate der harmonischen Wirkungen des menschlichen und thierischen Körpers; oder, sie sey bloß das Leben des Körpers, das aus der Zusammenordnung seiner Theile entspringt, der behauptet auch, sie sey an sich selbst Nichts, so bald als diese

Theile

Theile aus ihrer Zusammenordnung gesetzt, und die harmonischen Wirkungen der Organisation zerstört sind. Er leugnet also, ohne eigentlich ein Materialist zu seyn, die Selbstständigkeit der Seele, und ihre vom Körper selbst verschiedene Wirklichkeit.

In der Sache selbst entscheiden Gefühl und Erfahrung geradezu nichts. Entschieden sie etwas, so müßte die Frage darüber schon lange nicht mehr streitig gewesen seyn. Es müssen also mittelbare Folgerungen aus andren Erfahrungen, und sonst ausgemachte Wahrheiten dabey zu Rathe gezogen werden.

Es ist meines Erachtens eine offenbare Sache, daß eben das, was in uns empfindet, denkt, und verlangt, auch dasselbe ist, was unsren Körper in tausenderley Fällen bewegt und regiert. Denn, Malebranche verdient wohl zu unsern Zeiten keiner Widerlegung mehr, und die Leibnitzische Hypothese der vorherbestimmten Harmonie, setzt das schon zum voraus, was hier bewiesen werden soll. Ohne sich aber auch auf die Frage, wie das zugeht, einzulassen, kann als Erfahrung angenommen werden, daß nicht allein der Körper in die Seele, sondern auch die Seele in den Körper, Verändrungen hervorbringe. Wäre nun die Seele weiter nichts als das Resultat von den vereinigten verhältnißmäßigen Wirkungen der Organisation, oder wäre sie kein wirkliches von der Organisation selbst verschiedenes Wesen, so wäre es unbegreiflich, und ohne Beyspiel in der Natur, daß eine bloße Erscheinung, wohinter nichts reelles ist, und die nichts reelles zum Grunde hat, doch reelle Verändrungen hervorbringen, und also eine Kraft äußren sollte. Die Seele kann also kein bloßes Resultat, und keine leere Erscheinung seyn, sondern sie muß

eine

eine eigenthümliche reelle Wirklichkeit besitzen, und ein selbstständiges Wesen seyn.

Wenn man ferner nicht geflissentlich die Sache misverstehen will, so läßt sich behaupten, daß jedwede Verändrung eines Dinges die nächste Ursache davon außer sich selbst haben müsse. In der ganzen Natur ist kein Beyspiel bekannt, daß irgend Etwas, im genausten Verstande unmittelbar in sich selbst, ohne alle äußre Ursache und Veranlassung, Verändrungen hervorbringen könne. Nichts kann sich selbst unmittelbar ohne äußre Veranlassung aus dem Ruhestande bringen. In so fern nun die Seele in den Körper, und dieser in jene, wirkliche Verändrungen hervorbringt, in so fern müssen beyde nicht allein etwas reelles und selbstständiges zum Grunde haben, sondern auch von einander so verschieden seyn, daß die Wirklichkeit des einen nicht die Wirklichkeit des andren ist, und folglich auch die Zerstörung des einen nicht nothwendig die Zerstörung des andren nach sich zu ziehen brauche.

Es streitet dawider nicht, wenn sonst gesagt wird, daß die Seele in sich selbst Veränderungen hervorbringe; denn das thut sie niemals unmittelbar, sondern allemal durch Gegenwirkung des Körpers, so wie sie nie anders thätig ist, als wenn sie Veranlassung dazu von außen bekommt (*).

Wenn gleich die Selbstständigkeit der Seele bewiesen ist, so ist deßhalb doch noch nicht weder ihre künftige Fortdauer, noch ihre fortgesetzte Persönlichkeit dargethan. Doch darauf kommt es hier noch nicht an.

§. 123.

(*) Es giebt noch andre Arten des Beweises für die Selbstständigkeit der Seele. Man sehe **Walchs philosophisches Lexicon**, nach der Ausgabe des **Herrn Hofraths Hennings** im Artic. Seele; wie auch Lettre sur l'Homme et ses rapports. Paris 1772. Seite 35.

§. 123.

Ob die erste Quelle des Unterschiedes zwischen Menschen und Thiere, in dem blossen Vermögen gewahrzunehmen liege?

Das Resultat der vorigen Abtheilung war: daß die Vorzüge des Menschen vor den Thieren ursprünglich nicht vom Körper und dessen Organisation, sondern von der Seele selbst abhangen. Der Grund und die Quellen davon können auch in der Seele an sich selbst betrachtet liegen, weil sie Etwas selbstständiges und vom Körper verschiedenes ist.

Aber wo in der Seele werden sie zu suchen seyn? In dem Vermögen gewahrzunehmen, oder thätig zu seyn? Denn außer diesen beyden Grundvermögen der Seele, finde ich kein drittes; und es ist gewiß, daß allein aus diesen beyden, alle Erscheinungen in dem Menschen, davon der reelle Grund der Seele zugeschrieben wird, genugsam erklärt werden können.

Bey

Bey Untersuchung dieser Frage, ist vorher zu bemerken, daß dabey nicht diejenige Thätigkeit der Seele in Betrachtung kommen kann, welche sich bloß durch körperliche in die Sinne fallende Bewegungen äußert, und die vorher (§. 100.) das thätige Bewegungsvermögen genennt worden. Denn die besteht bloß in einer solchen Richtung der Thätigkeit überhaupt, welche auch der thierischen Natur des Menschen zukommt, und grobe körperliche Bewegungen des Körpers zu Folgen hat. Es kann folglich darin der unterscheidende Grund der Seelenfähigkeiten zwischen Menschen und Thiere nicht gesucht werden.

Hier wird also nur das Vermögen der Seele auf die Vorstellungsnerven zu wirken, oder die Gewahrnehmungsthätigkeit, in Betracht zu ziehen seyn; und die Frage ist eigentlich diese: ob der Grund der Verschiedenheit

der

der Menschen von den Thieren, in dem Vermögen leidende oder thätige Gewahrnehmungen zu haben anzutreffen ist?

Das Vermögen leidender Gewahrnehmungen besteht in nichts anders, als in der Beschaffenheit der Seele, da sie sogleich eine Gewahrnehmung erlangt, so bald in den Nerven ihres unmittelbaren Gesichtskreises eine Veränderung vorgeht, wovon sie nicht selbst die nächste Ursache ist. Soll also nachgeforscht werden, ob in dieser Beschaffenheit der Seele, die gesuchte Quelle liegen könne, so muß vor allen Dingen das alles von unsren Gewahrnehmungen abgerechnet werden, was die Thätigkeit der Seele zu denselben hinzuthut. Denn sonst kann die Wirkung dieser Beschaffenheit nicht genau genug erkannt werden, weil unsre Gewahrnehmungen, ohne diese Abrechnung, zugleich vieles enthalten, was nicht bloß in der Fähigkeit gewahrzunehmen allein

seinen

seinen Grund hätte, sondern was auch zugleich in der Thätigkeit selbst gegründet wäre.

Nunmehr läßt sich leicht übersehen, daß das bloße Gewahrnehmungsvermögen keine andre Folgen in der Seele haben kann, als allein die reinen Empfindungen. Durch diese aber unterscheidet sich der Mensch am allerwenigsten von den Thieren; wenigstens bestehen seine eigentliche Vorzüge nicht in der vorzüglichen Vollkommenheit derselben, zumal manche Thierarten so gar den Menschen darin übertreffen. Und wenn der Mensch auch gleich durch eine vollkommnere Organisation von mehreren sinnlichen Dingen Gewahrnehmungen, und diese umständlicher, als die Thiere, erlangen sollte, so kann das zwar seine leidende Gewahrnehmungen und den Inbegriff seines sinnlichen Vergnügens vermehren, allein über die reinen Empfindungen würden seine Ideen doch nicht hinausgehen. Es kann also die wahre Quelle des Unterschiedes zwischen Menschen und Thiere, nicht in dem Vermögen der Seele gewahrzunehmen gesucht werden. Es bleibt also nichts anders übrig, als sie in der Thätigkeit selbst aufzusuchen.

Hierdurch bestätiget es sich auch von neuem, daß der Unterschied der Organisationen, zu den hohen Vorzügen des Menschen vor den Thieren, so viel nicht beytrage, daß solche daraus hergeleitet werden könnten. Denn wenngleich die Organisationen an Vollkommenheit noch so sehr verschieden wären, so folgt daraus doch weiter nichts als mehrere und bessere reine Empfindungen. Das ist es aber nicht, was uns von den Thieren unterscheidet.

§. 124.

Ob die Quelle dieses Unterschiedes in dem Vermögen der Seele thätig zu seyn angetroffen werden könne?

Und in der That, eine geringe Aufmerksamkeit lehrt uns gar bald, daß der große Vorzug, den unsre Ideen vor den Ideen der Thiere voraus haben, und worauf am Ende der ganze Unterschied zwischen uns und ihnen beruht, nicht in bessern und mehreren Empfindungen, sondern eigentlich in solchen Beschaffenheiten bestehe, die wir diesen Empfindungen und den Ideen davon selbst geben, und geben können.

Wir entdecken durch eine starke Aufmerksamkeit mehr Einzelnes in unsren Empfindungsideen, und sind durch eben dieselbe im Stande, eine Idee, welche wir wollen, gegenwärtig zu erhalten, und zugleich dabey noch eine andre hervorzurufen, den Unterschied beyder gewahrzunehmen, sie zu vergleichen, und ihre Verhältnisse zu finden; diese Verhältnisse können wir von neuem gegen einander halten, sie vergleichen, ihre Aehnlichkeiten unter einander bemerken, sie absondern und uns so allgemeine Begriffe verschaffen, und was dergleichen noch mehr ist.

Alles

Alles dieses ist offenbar nichts anders als eine Bearbeitung unsrer Ideen, und eben diese Bearbeitung ist es, die uns von den Thieren unterscheidet. Durch die Sinne allein, und wenn sie auch noch so vollkommen organisirt sind, kann sich in uns nichts anders als bloß reine Empfindungsideen erzeugen. Ihre höchste Vollkommenheit kann weiter nichts als höchst klare, umständliche und getreue Empfindungsideen hervorbringen, alles andre aber ist ein Geschäfte der Seele.

Die reinen Empfindungsideen der vollkommnern Thiere kommen wahrscheinlicher Weise mit den unsrigen überein; die Grundlage ihrer und unsrer Erkenntniß ist daher eben dieselbe; allein in der Bearbeitung dieser Ideen, weichen wir bald nach unsrer Geburt schon weit von ihnen ab.

Man mag nun aber die Bearbeitung der reinen Empfindungsideen setzen worin man will, so ist es doch klar, daß sie allemal eine Folge unsrer Thätigkeit ist, und dieselbe zum Grunde haben muß.

Sind diese Betrachtungen richtig, so liegt der wahre Grund des Unterschiedes zwischen den Menschen und Thieren, allein in der Verschiedenheit der Thätigkeit ihrer und unsrer Seelen.

§. 125.

Beurtheilung einer Einwendnng, die dawider gemacht werden kann.

Da es ausgemacht ist, daß die Seele auch bey der äußersten Anstrengung ihrer Thätigkeit, sich keine schlechterdings neue Ideen verschaffen kann, sondern diejenigen annehmen muß, die ihr von den Sinnen zugeführt werden, und zum Beyspiel, ein Blindgeborner sich durch keine Anstrengung Empfindungen des Gesichts verschaffen kann, so ist es auch klar, daß die Thätigkeit der Seele in Hervor-

brin-

bringung der Ideen sich schlechterdings nach den Sinnen, und denjenigen Gewahrnehmungen richten muß, die durch dieselben in uns erzeugt werden.

Diese Betrachtung könnte Jemanden leicht auf die Gedanken bringen, daß überhaupt die Vollkommenheit der Thätigkeit unsrer Seele, bloß von der Vollkommenheit der sinnlichen Gewahrnehmungen an sich selbst abhange. Und wäre das gegründet, so würde auch folgen, daß die Thiere eine schlechtere Organisation und unvollkommnere Gewahrnehmungen haben müßten als der Mensch, und daß folglich der Unterschied zwischen beyden von der Organisation und nicht von der Thätigkeit der Seele abhängig sey. Allein da von einer beßren oder schlechtern Organisation bloß die leidenden Gewahrnehmungen, oder die reinen Empfindungsideen abhangen, alles übrige aber allein der Thätigkeit der Seele zugeschrieben werden muß, auch dabey nicht behauptet werden kann, daß die Thiere so viel unvollkommnere Empfindungen hätten als der Mensch, so hebt sich der Einwand von selbst auf.

Es ist zwar wahr, daß wir die ganze Grundlage unsrer Ideen, und gleichsam den Stoff aller unsrer Erkenntniß, allein den Sinnen und der Art unsrer Organisirung zu verdanken haben; je klärer und richtiger nun diese Grundlage ist, desto vollkommner muß auch die Erkenntniß seyn, die durch derselben Bearbeitung herausgebracht wird; allein es gehört doch immer Bearbeitung und Thätigkeit der Seele dazu, welche aber von dem Stoffe, worin gearbeitet wird, unabhängig ist. Aus Marmor kann zwar eine vollkommnere Bildsäule gemacht werden, als aus Sandstein, allein außer diesem Vorzuge des Stoffs selbst,

hängen

hängen alle übrige Vollkommenheiten dieser Bildsäule, von der Geschicklichkeit des Künstlers allein ab, und diese wird durch den Stoff selbst nicht erst erzeugt.

Neue und bessere Sinne und eine vollkommnere Organisation, würden zwar dem Menschen einen bessern und neuen Stoff seiner Erkenntniß darreichen; allein ohne selbsteigene Bearbeitung derselben, bliebe sie doch nur die Erkenntniß eines Thiers.

Dritte Abtheilung.

Von der Natur der Thätigkeit der Seele überhaupt, und in was für einer Beschaffenheit derselben insbesondre, der Grund aller Verschiedenheiten zwischen den Seelen der Menschen und der Thiere zu setzen ist.

§. 126.

Von den Beschaffenheiten der Thätigkeit der Seele, in welchen nicht der Grund der Verschiedenheit zwischen den Menschen und Thieren zu suchen ist.

Wenn nun die Quelle alles dessen, was den Menschen so unterscheidend von allen Thieren auszeichnet, allein in der Thätigkeit der Seele befindlich zu seyn scheint, so ist es, um dieselbe nunmehr aufzufinden, noth-

wen-

wendig, eine noch tiefere Erkenntniß der Natur dieser Thätigkeit zu schöpfen.

Die Thätigkeit der Seele besteht offenbar in einer derselben eigenthümlichen Kraft. Nun läßt sich zwar von dem Unterschiede und den Graden der Kräfte überhaupt und vor und an sich selbst betrachtet, mancherley aus dem allgemeinen Begriff davon herleiten und beweisen; allein das würde zu der besondern Erkenntniß der Natur der Seele, so tiefsinnig es auch sonst immer gedacht seyn möchte, meines Erachtens wenig beytragen, da vielleicht die Kraft der Seele, ohne die innigste Vereinigung mit einer Art von organischem Körper, nicht einmal gedacht mag werden können.

Die Erfahrung, mit allem, was daraus wahrscheinlich gefolgert werden kann, giebt weiter nichts zu erkennen, als daß die Thätigkeit der Seele, wenn sie wirksam ist, eine

Kraft sey, die so wohl auf die Vorstellungs-nerven, als auf die Bewegungsnerven wirken und Verändrungen darin hervorbringen kann. Diese Verändrungen werden so dann von der Seele wieder wahrgenommen, und sind entweder Ideen, oder Bewegungen der Glieder des Körpers. Die letzten gehören itzt nicht hieher.

Indem nun die Seele auf die Vorstellungs-nerven wirkt, und sich dadurch Ideen verschafft, so läßt sich gar bald bemerken, daß ihre Kraft nicht uneingeschränkt ist. Sie kann keine in Absicht des Inhalts ganz neue Ideen hervorbringen, sondern sie muß den Stoff derselben so nehmen, wie sie ihn durch eigene Erfahrungen, oder durch mitgetheilte Ideen von Andren bekommen hat. Ihre Wirksamkeit erkeit erstreckt sich auf nichts weiter, als auf neue Verbindungen dieses Stoffs, auf größre Klarheit der Ideen, und auf Entdeckung neuer Beziehungen und Verhältnisse

darin.

darin. Sie ist zwar auf diese Weise im Stande, sich neue Ideen der Form nach zu verschaffen; allein im Grunde bleibt der Stoff doch immer derselbe. Die Thätigkeit der Seele, kann also den Inhalt ihrer Ideen, und die Beschaffenheiten der Form derselben verändren, theilen, und wieder auf eine neue Art zusammensetzen, aber sie ist dabey in Absicht des Stoffs und materiellen Inhalts doch so eingeschränkt, daß sie sich selbst keinen durchaus neuen verschaffen kann.

Diese Art der Einschränkung der Seele ist schlechterdings nothwendig, und nicht allein den Menschen und Thieren, sondern auch allen Arten der Seelen ihrer Natur nach gemein. Was keine Seele erfahren hat, oder was zur Kenntniß keiner Seele gelangt ist, davon kann sich auch keine Seele einen Begriff machen.

Aber nicht bloß in Absicht des Stoffs der Ideen, sondern auch der Art und Weise sie wieder hervorzubringen, ist die Thätigkeit der Seele eingeschränkt.

Will die Seele Ideen hervorbringen, die ihr eben itzt noch nicht gegenwärtig sind, so muß sie schlechterdings einen Leitfaden haben, der ihr in Aufsuchung derselben behülflich ist. Sie geht entweder dem Zusammenhange nach, der zwischen zugleich gegenwärtig gewesenen Ideen befindlich ist, oder sie spürt denen nach, die auf einander gefolgt sind, oder aber sie nimmt den leichtren Weg, den Uebereinstimmung und Aehnlichkeit der Ideen ihr vorgezeichnet hat, und schwärmt von ähnlichen zu ähnlichen Ideen und Verhältnissen, und findet auf diesem Wege fast alle Arten ihrer neuen Ideen.

Von diesen dreyen Wegen muß die Seele allemal einen einschlagen, um gehabte Ideen in sich zu erwecken. Und wenn gleich biswei-

len

len ein so genannter Einfall auch noch so unzusammenhängend mit unsren gegenwärtigen Ideen zu seyn scheint, so ist er doch durch keinen andren Weg zu uns gelangt, sondern er hat uns nur dergestalt schnell überrascht, daß wir seine Ankunft vorher nicht inne geworden. Eine achtsame Beobachtung kann jedoch nicht selten die Spuren desselben verfolgen, und seinen Zusammenhang entdecken lassen.

Diese Art der Einschränkung scheint lediglich von der Beschaffenheit der Nerven der feinren Organisation abzuhängen, zwischen welchen, wie schon oben gedacht, (§. 19.) so wohl ein natürlicher als auch ein erworbener Zusammenhang bemerkt wird. Diese Beschaffenheit schränkt die Wirkungen der Seelenfähigkeit und folglich auch die Hervorbringung der Ideen bald mehr bald weniger ein, je nach dem angeborne Fehler oder nur vorübergehende Beschwerlichkeiten in der Organisation befindlich

findlich sind. Ob aber eine Art der Organisation überhaupt möglich sey, wodurch die Seelenthätigkeit nicht auf diese, sondern auf eine andre Art und Weise, und vielleicht weit weniger eingeschränkt seyn könne, davon läßt sich mit Grund wenig sagen, obgleich wahrscheinlich ist, daß bey einer noch vollkommnern Organisation diese Einschränkungen mit weniger Hindernissen und Beschwerlichkeiten für die Seele verknüpft seyn dürften, und also die Thätigkeit einen freyern und sich immer gleichförmigen Lauf haben könnte.

So viel ist indessen gewiß, daß diese Einschränkungen verhältnißmäßig den Thieren und den Menschen gemein sind, und daß in diesen Beschaffenheiten der Seelenthätigkeit, der Grund des Unterschiedes zwischen den Menschen und Thieren nicht gesetzt werden kann.

§. 127.

In welcher Beschaffenheit der Seelenthätigkeit, der Grund der Verschiedenheit zwischen den Menschen und Thieren wahrscheinlicher Weise zu setzen ist.

Außer den erwähnten Beschaffenheiten der Seelenthätigkeit, die sich überhaupt in Absicht ihrer Wirkungen auf die Vorstellungsnerven äußren, läßt sich noch eine andre in Absicht ihrer Erweckung zur Wirksamkeit bemerken. Und darauf gründet sich die Art und Weise, wie und wodurch sie lebendig gemacht und geleitet wird. Auch diese Beschaffenheit leidet überhaupt verschiedene Einschränkungen.

Die Erfahrung beweiset, daß die Seele nicht immer thätig ist. Sie wirkt nicht ohne Unterlaß auf alle und jede vorstellende und bewegende Nerven, sie bringt nicht ohne Unterlaß Vorstellungen und Bewegungen hervor. Das kommt daher, weil die Thätigkeit, um wirksam zu werden, Veranlassungen bedarf.

Es müssen Antriebe vorangehen, wodurch sie erweckt, und eben auf diese und keine andre Richtung gebracht wird. (§. 97. 98.).

Es kann Geschöpfe geben, und es ist wahrscheinlich, daß es welche giebt, deren Seelenthätigkeit nur allein durch äußre Gefühle, und die wiedererneuerte Ideen davon gereizt und zur Wirksamkeit gebracht werden kann. Und von dieser Art scheinen die geringere Arten der Thiere zu seyn. Es kann ferner Geschöpfe geben, deren Thätigkeit auch noch außerdem durch andre Empfindungen und Ideen, in so fern mit Gefühlen und Rührungen im Zusammenhange stehen, gereizt und wirksam gemacht werden kann. Zu dieser Gattung, die sehr viel Stufen haben kann, scheinen die vollkommneren Thierarten zu gehören. Die Erfahrungen und Folgerungen daraus, welche in den drey ersten Theilen dieses Werks enthalten sind, haben es mir sehr wahrscheinlich gemacht, daß

eben

eben hierin der eigentliche Charakter der Thiere bestehe. Und in der That, wenn daraus alle Erscheinungen, die sie geben, auf eine begreifliche Weise hergeleitet werden kanntenso hätte diese Hypothese, nach Beschaffenheit der menschlichen Erkenntniß, schon einen ziemlichen Grad der Gewißheit für sich. Die Folge dieses Werks wird dieselbe meines Erachtens noch mehr bestätigen.

Es kann aber auch Geschöpfe geben, deren Seelenthätigkeit noch außerdem auch durch andre Ideen, die offenbar nicht zu den Gefühlen gehören, erregt werden kann, oder Geschöpfe, deren Seelen durch jede Art der Ideen gereizt, und in denen jede Idee ein Antrieb zur wirksamen Thätigkeit werden kann. Zu dieser Gattung gehört unstreitig der Mensch. Ein Jedweder weiß es bey sich selbst, daß er nicht bloß durch äußre Gefühle und Empfindungen, sondern auch durch andre Arten der Ideen oder

Vorstellungen in Thätigkeit gesetzt und geleitet werden kann. Wir sind durchgängig geneigt zu glauben, daß, je weniger ein Mensch vernünftigen Vorstellungen Gehör zu geben im Stande ist, desto mehr er sich auch von den vernünftigen Geschöpfen entferne und den Thieren nähere.

Die Bestimmung der ganzen Natur, und jedes bleibenden Werks derselben, ist Thätigkeit und Leben; in der Art und Weise aber, wie diese Thätigkeit erregt, rege erhalten, und zum Besten des Ganzen geleitet wird, darin ist die größte Verschiedenheit und absichtsvollste Einrichtung zu finden. Es giebt mechanische Kräfte, die ohne alles Gefühl bloß auf mechanische Art und Weise in Thätigkeit gesetzt werden, es giebt auch andre, die zwar ohne Gefühl, aber doch nur durch gewisse Reize zur Wirksamkeit gelangen. Dann giebt es welche, die bloß durch gegenwärtiges Gefühl, andre die dabey auch durch Ideen vorhergegangener Gefühle, und noch andre, die durch jede Art der Ideen gereizt und wirksam gemacht werden können. Und es kann vielleicht noch andre Geschöpfe geben, deren Thätigkeit allein durch Ideen gewisser Verhältnisse ohne alles eigentliche Gefühl gereizt und bestimmt werden kann. Es läßt sich hierbey bemerken, daß, je vielfacher die Endzwecke und Bestimmungen der Kräfte sind, und folglich je verschiedener die Richtungen ihrer Thätigkeit seyn können, um desto vielfacher auch die Antriebe in der Natur vorhanden sind, dadurch sie erweckt und ihren Bestimmungen gemäß geleitet werden können. Mechanische Antriebe können einer Thätigkeit lange nicht so vielerley Richtungen geben, als Ideen, von den Verhältnissen und Endzwecken der Dinge in der Welt; ob sie gleich allemal am sichersten ihren Endzweck erreichen, und um deßwillen auch von der Natur vorzüglich gebraucht worden, um das Ganze im Ganzen zu erhalten.

§. 128.

Ob von dieser Beschaffenheit der Seelenthätigkeit, ein weitrer Grund in dem Menschen selbst angegeben werden könne?

Gesetzt nun, der unterscheidende Charakter des Menschen bestehe wirklich darin, daß desselben Thätigkeit nicht allein durch Gefühle, sondern auch durch andre Arten der Ideen, nach Beschaffenheit der Umstände, so wohl zu Handlungen, als auch zu Hervorbringung gewisser andrer Ideen, gereizt und angetrieben werden könne; und daß hingegen der Charakter der Thiere darin zu setzen sey, daß sie weder zu Handlungen noch zu Hervorbringung der Ideen anders, als durch äußre Gefühle und durch Ideen, die solche Gefühle als Nebenideen mit sich hervorbringen, gereizt werden könnten, so bleibt es doch noch die Frage, ob von diesen Eigen-

Eigenschaften nicht noch ein weitrer Grund in den Menschen und in den Thieren angegeben werden könne. Wir wollen sehn.

Soll ein solcher Grund vorhanden seyn, so muß er entweder in dem Nervenorganismus, oder in der Seele zu finden seyn. Der erste kann in doppelter Absicht betrachtet werden. Einmal, in so fern er der Seele zu Gewahrnehmungen von außenher verhilft, und zweytens, in so weit er der Seele dient, um die gehabten Ideen einzeln oder mit andern vereiniget, zusammengesetzt oder getrennt, wieder hervorzubringen. In Betracht dieses zweyten Dienstes, welcher bloß von den Vorstellungsnerven der Seele geleistet wird, haben Einige ohne Noth, besondre Organen, die sie intellectuelle nennen, angenommen.

Daß der Grund des vorerwähnten unterscheidenden Charakters des Menschen nicht in

desselben Nervenorganismus, in so fern die Seele von den äußren Gegenständen auf eine leidende Weise dadurch Gewahrnehmungen erlangt, liegen könne, ist, wie mir deucht, hinlänglig klar aus dem, was vorher (§. 120. 125.) angeführt worden. Will man sich aber auf die Beschaffenheit dieses Organismus berufen, in so fern er der Seele zur Hervorbringung allgemeiner und abstrakter Ideen dient, so muß zwar zugestanden werden, daß derselbe den vielfältigen Richtungen der Seelenthätigkeit des Menschen gemäß eingerichtet seyn muß; daraus aber allein würde doch nicht folgen, daß durch solchen Organismus eine vollkommnere Art der Thätigkeit in der Seele selbst erst erzeugt würde; da vielmehr nach den Eigenschaften und Endzwecken der letztern, auch jener seine Einrichtung hat bekommen müssen (§. 119).

Soll endlich in der Seele selbst noch ein weitrer Grund anzutreffen seyn, so kann er doch so lange, bis die Natur der Seele mehr bekannt seyn wird, anders nicht als durch Muthmaaßungen erreicht werden. Es ist nicht unwahrscheinlich, daß die Fähigkeit, gewahr zu nehmen, in der Undurchdringlichkeit der Seele ihren Grund habe, und daß die Thätigkeit derselben eine Art der allersubtilsten Reizbarkeit sey; eine Reizbarkeit, die schon durch die subtilsten Nervenwirkungen, dergleichen die abstraktesten Ideen zum Grunde setzen, zu Aeußerungen gebracht werden kann.

§. 129.

Was für unmittelbare Folgen aus dieser Beschaffenheit der Seelenthätigkeit fließen.

Die unleugbare Erfahrung, die ein Jeder bey sich selbst hat, und haben kann, daß er nicht allein, wenn ein äußres Gefühl, oder die Idee davon, ihn treibt, sondern auch auf Veranlasanlassung andrer Ideen, die auf keinerley Weise zu den äußren Gefühlen gerechnet werden können, so wohl körperliche Handlungen vornehmen, als auch ganze Reihen von Ideen in sich erwecken und verfolgen könne, muß es außer Zweifel setzen, daß die Thätigkeit der menschlichen Seele, den angezeigten Charakter wirklich besitze. Wenn aber überdieß noch der ganze Unterschied zwischen den Menschen und Thieren auf eine begreifliche Weise daraus hergeleitet werden kann, so muß das nothwendig viel zur Ueberzeugung beytragen, daß eben in dieser Eigenschaft die erste Quelle aller Vorzüge des Menschen vor den Thieren enthalten sey.

Es kann, ohne einen Irrthum zu begehen, behauptet werden, daß eine jedwede Idee, sie sey von welcher Art und Beschaffenheit sie wolle, die Thätigkeit der menschlichen Seele überhaupt rege machen könne. Denn wenn schon

die

die Erfahrung zugleich ausweiset, daß es in dieser Absicht einen sehr großen Unterschied unter den Ideen giebt, und manche nur unter gewissen Umständen und Verbindungen eine solche Veranlassung werden können, so wird doch dadurch selbst bestätiget, daß jedwede Idee, wenn gleich nur in gewissen Fällen, die Seelenthätigkeit rege machen könne. In der Folge werde ich die näheren Bestimmungen davon anzugeben suchen.

Wenn die Thätigkeit der Seele überhaupt durch eine Idee, sie sey von welcher Art sie wolle, erweckt und rege gemacht wird, so kann sich die Wirkung davon, in Absicht der Vorstellungsnerven, wovon hier eigentlich die Rede ist, nur auf zweyerley Art äußren. Entweder wirkt sodann die Seele auf diese Idee selbst, und macht sie dadurch vernehmlicher und klärer, oder aber sie bringt auch zugleich andre Ideen mit hervor, und zwar solche, wozu in der veranlassenden Idee, entweder vermöge des Zusammenhangs der Nerven, oder aber auch sonst, eine gewisse Anweisung liegt. Zu diesen Wirkungen kann also die menschliche Seele durch eine jedwede Idee gereizt werden, und wenn sie so wirkt, muß allemal eine veranlassende Idee vorhanden seyn, weil ohne Veranlassung die Thätigkeit weiter nichts, als die bloße Fähigkeit wirksam zu seyn, ist.

Wenn gesagt wird, jedwede Idee kann die Thätigkeit der menschlichen Seele rege machen, so heißt das, sie kann die Aufmerksamkeit der Seele stärker odar schwächer erregen, und nicht allein auf sich selbst ziehen, sondern auch eine Veranlassung werden, noch andre Ideen hervorzubringen (§. 107.). Da nun in einer jedweden Empfindung und Empfindungsidee, unzählige Nervenfasern (§. 4.) in Wirksamkeit gesetzt werden, wovon alle einzelne Modificationen

tionen, daraus das Ganze der Empfindungs= idee besteht, Gewahrnehmungen hervorbringen müssen, so kann auch eine jede einzelne von diesen Gewahrnehmungen, wenn sie bis auf einen gewissen Grad vernehmlich ist, die Auf= merksamkeit der Seele reizen; und es wird folglich in einer jedweden Empfindungsidee etwas liegen, das unsre Aufmerksamkeit auf sich zu ziehen im Stande ist.

Eben das muß auch von allen andren Ideen gelten, sie seyn von welcher Art sie wollen; denn wenn sie gleich nicht vermittelst mehrerer einzelnen Modificationen der Nerven hervorgebracht wären, so können sie doch we= nigstens auf sich selbst eine gewisse Aufmerk= samkeit erregen.

Vermöge der Aufmerksamkeit auf eine Idee wird die Wirkung der Vorstellungsner= ven, durch deren Dienst sie veranlaßt wer=

den, verstärkt, und folglich die Idee selbst vernehmlicher. Die vernehmlichere Idee unterscheidet sich sodann eben durch ihr Licht von den übrigen mit ihr zugleich anwesenden, indem die letzteren, in so fern die Seele nicht zugleich auf sie wirkt, vergleichungsweise im Schatten bleiben: und das hat die nothwendige Folge, daß die helleren Theile der ganzen Idee, sich in so fern der Seele als ein Ganzes zusammen darstellen, das von den übrigen dunklern auf gewisse Weise getrennt und abgesondert ist. Diese Absonderung muß allemal um so viel ausnehmender und entschiedener seyn, als die Aufmerksamkeit auf eine Idee zunimmt und stärker wird.

Wenn nun auf diese Weise von dem Inbegriff einer ganzen Idee, ein Theil derselben oder eine einzelne Idee, sich dem Anblick der Seele einmal als ein Ganzes, oder als Etwas von den übrigen abgesondertes, dargestellt hat, und

und von der Seele eben so gefaßt werden, so kann auch eben diese Idee, so bald eine Veranlassung dazu da ist, wieder hervorgebracht werden, ohne daß dabey die übrigen Ideen, von welchen sie ein Theil war, auf eine vernehmliche Weise mit erweckt werden dürfen. Denn es ist zu merken, daß es ein Grundsatz ist, der auf unstreitigen Erfahrungen beruht: daß eine jedwede Idee, eben so wie sie die Seele bekommen hat, oder wie sie von ihr wahrgenommen und gefaßt worden ist, auch wieder hervorgebracht werden kann. Dagegen aber, wenn niemals eine Veranlassung zugegen gewesen, daß eine Idee unter mehreren die Aufmerksamkeit der Seele auf sich gezogen, und sich ihr vor andren vernehmlich und klar dargestellt hat, so wird auch eine solche Idee, wenn gleich Veranlassungen dazu da wären, nicht wieder als ein Ganzes, oder abgesondert von den übrigen, hervorgebracht werden.

In einer Seele also, deren Thätigkeit oder Aufmerksamkeit nicht allein durch Gefühle und Ideen davon, sondern auch durch jedwede andre Idee gereizt und erregt werden kann, muß auch jede einzelne Idee, die in einer zusammengesetzten enthalten ist, so bald Veranlassung dazu vorhanden ist, abgesondert von den andren, wieder hervorgebracht werden können.

Diese Betrachtungen führen noch weiter. Denn, wenn die Thätigkeit einer solchen Seele, sich nach Beschaffenheit der Veranlassungen, auf diese oder jene einzelne Idee einer zusammengesetzten ganzen Idee, wenden und solche auch wieder hervorbringen kann, so kann sie auch nach Gelegenheit der veranlassenden Ideen, entweder eine allein, oder zwey und mehrere davon zusammen hervorbringen. Denn es ist aus der Erfahrung bekannt, daß wir wenigstens von manchen Arten der Ideen,

zwey,

zwey, drey und mehrere fast in gleicher Vernehmlichkeit gegenwärtig haben können. Gesetzt nun, die Seele habe auf diese Weise zwey Ideen zusammen hervorgebracht, so muß natürlicher Weise die Wirksamkeit der Nerven, durch welche die eine hervorgebracht wird, von der Wirksamkeit, wodurch die andre hervorgebracht wird, verschieden seyn. Diese Verschiedenheit beyder Wirksamkeiten, muß auch ohne Rücksicht auf ihren materiellen Unterschied, oder auf den Ideeninhalt, den eine jede der Seele vorstellt, noch eine dritte Gewahrnehmung in der Seele veranlassen, nämlich die Gewahrnehmung, daß die eine Idee nicht die andre ist. Wird nun durch eine vorkommende Veranlassung, die Aufmerksamkeit der Seele auf diese dritte Idee gewendet, so kann auch die Seele in der Folge, wenn Veranlassungen dazu gegeben werden, eben diese Idee des Unterschiedes

allein

allein und abgesondert, als ein Ganzes wieder hervorbringen.

In einer Seele also, deren Aufmerksamkeit auf eine jedwede ihrer Ideen gerichtet seyn kann, muß auch die Idee des Unterschiedes ihrer Ideen, abgesondert von ihnen selbst, wenn Veranlassungen dazu vorhanden sind, wieder hervorgebracht werden können.

Auf eben die Weise, wie eine solche Seele, welche eine jedwede ihrer einzelnen Ideen, zum Gegenstande ihrer Aufmerksamkeit machen kann, zu Ideen gelangt, welche Folgen einer jeden einzelnen Wirkungsart der Nerven sind, auf eben die Weise muß sie auch zu solchen Ideen gelangen, welche Folgen von der Aehnlichkeit oder Verschiedenheit dieser Wirkungsarten sind. Denn nicht allein die einzelnen Wirkungen der Nerven an sich, sondern auch die aus ihrer

ihrer Verbindung mit einander entstehende Verhältnisse derselben, wodurch ihre Wirkungen unter einander modificirt werden, müssen Gewahrnehmungen in der Seele veranlassen; und eben so wohl als die Idee des Unterschiedes mehrerer Ideen in der Seele entsteht, eben so wohl muß auch darin die Idee der Aehnlichkeit zwischen unterschiedenen Ideen auf vorgängige Veranlassung entstehen. Ist nun eine Seele so beschaffen, daß Veranlassungen bey ihr statt finden, wodurch ihre Aufmerksamkeit auf diese oder jene einzelne Idee gewendet werden kann, so wird sie solchen Anleitungen gemäß, nicht allein die einzelnen Ideen selbst bemerken, sondern auch ihre Aufmerksamkeit, auf die Ideen der Verschiedenheiten und Aehnlichkeiten derselben unter einander, folglich überhaupt auf die Ideen von den Verhältnissen und Beziehungen derselben, richten können. Ja sie wird auch in

der

der Folge diese Ideen, so bald Veranlassungen dazu vorhanden sind, einzeln wieder hervorbringen können.

Eine Seele von dieser Gattung, ist also nicht bloß auf solche Ideen eingeschränkt, die unmittelbar und allein durch die Wirkung der äußren Gegenstände auf die Nerven in ihr erzeugt werden, sondern sie kann auch zu Ideen gelangen, die aus jenen herausgenommen, oder auch ein Resultat davon sind. Zwar sind auch diese beyde letzten Arten der Ideen, so wie überhaupt jedwede Idee, in gewissem Betracht zugleich unmittelbare Folgen der Nervenwirkung auf die Seele, allein, indem sie vor andren mehr Vernehmlichkeit erhalten und für sich besondre Ideen werden, so bedürfen sie dazu noch außerdem der besondren Mitwirkung der Thätigkeit oder Aufmerksamkeit der Seele. Man kann also mit Grunde von ihnen nicht sagen, daß sie allein und unmittelbar durch die

Wirksamkeit der Nerven wären erzeugt worden; sie sind vielmehr Folgen von denen durch die Nerven allein erzeugten Ideen, die aber, um als besondre Ideen bestehen zu können, der wirksamen Thätigkeit der Seele schlechterdings vonnöthen gehabt haben. Sie sind Ideen von Ideen, und nicht bloß Ideen, die durch alleinige Wirkung der äußren Gegenstände von selbst erzeugt werden.

Wenn die Seele, durch eine veranlassende Idee geleitet, ihre Aufmerksamkeit auf diese oder jene Verhältnisse und Resultate ihrer Ideen wendet, und dann solche einmal gefaßt oder vernehmlich wahrgenommen hat, so ist sie auch im Stande, wenn wiederum eine Veranlassung dazu kommt, dieselben Verhältnisse und Resultate abermals hervorzubringen, und sodann, durch neue Veranlassungen geleitet, an denselben wieder neue Verhältnisse und Resultate zu bemerken, ja bey fortdauernden Veranlassungen, eben dasselbe Geschäfte durch verschiedene Zeugungen der Ideen hindurch fortzusetzen.

Eine Seele also, in welcher nicht bloß äußre Gefühle und Ideen davon, sondern auch eine jede andre Idee, ein Antrieb und Veranlassung werden kann, ihre Thätigkeit zur Wirksamkeit zu bringen, eine solche Seele ist nicht bloß auf Ideen eingeschränkt, die allein durch die Sinne und Gefühle unmittelbar in ihr erzeugt werden, sondern sie ist auch im Stande, sich Ideen von Ideen zu machen, dieses Geschäfte zu wiederholen, und auf solche Weise ihre äußre Empfindungen, eine Mutter verschiedener Ideengeschlechter werden zu lassen.

Die Eigenschaft der menschlichen Seele, vermöge welcher nicht bloß die äußren Gefühle und die Ideen davon, sondern auch eine jede andre

andre Idee, ihre Thätigkeit erregen und zur Wirksamkeit bringen kann, will ich die Beachtsamkeit nennen. Mit andren Worten gesagt, ist die Beachtsamkeit nichts anders, als die Fähigkeit der Seele auf eine jede ihrer Ideen und deren Verhältnisse und Beziehungen, sie mögen seyn von welcher Art sie wollen, aufmerksam zu seyn. Der scharfsinnige Reimarus braucht das Wort, Beachtung, fast in gleicher Bedeutung.

§. 130.

Allgemeine Vergleichung der Menschenseelen mit den Thierseelen.

Ich kann zwar nicht verlangen, daß es einem Jeden schon einleuchtend geworden, daß der angegebene Unterschied der menschlichen und der thierischen Seelen, die erste Quelle aller Vorzüge des Menschen enthalte; allein ich vermuthe doch, es sey bemerkt worden, daß in den vorhergehenden Theilen dieses ein Weg gezeigt worden, worauf alle reelle und bejahende Eigenschaften der Thiere erklärt werden können, ohne daß dabey ein andrer Bestimmungsgrund in ihrer Seele angenommen werden dürfe, als allein die äußren Gefühle und die Ideen davon. Wenn nun in der Folge auch ihre verneinende Eigenschaften, oder das, was ihnen in Vergleichung mit dem Menschen an Seelenkräften abgeht, mit Grunde allein daraus hergeleitet werden kann, daß ihrer Seelenthätigkeit diejenige Beschaffenheit fehlt, nach welcher sie, gleich dem Menschen, auch durch andre Arten der Ideen in Wirksamkeit gesetzt werden kann, so hoffe ich der obigen Hypothese dadurch noch ein Gewicht mehr zu geben.

Wenn die Thätigkeit einer Seele anders auf keine Weise rege gemacht werden kann, als durch Gefühle und Ideen davon, so ist solche Seele auch nicht fähig ihre Aufmerksamkeit

keit auf etwas anders als auf Gefühle und Ideen davon zu wenden. Eine Idee, die an sich kein Gefühl und Rührung ist, oder nicht zugleich mit einer Rührung verknüpft ist, kann ihre Thätigkeit nicht reizen, und folglich kein Gegenstand ihrer Aufmerksamkeit werden. Gesetzt aber, es wären mit einem Gefühle, oder der Idee davon, noch andre, als zum Beyspiel, bloße Empfindungsideen verknüpft, so würde eine solche Seele nur in so fern ihre Aufmerksamkeit darauf richten, als sie mit der Idee des Gefühls verknüpft sind. Was von den Ideen im Ganzen gesagt worden, gilt auch hier nicht allein von den vereinigten und zusammengesetzten Ideen, sondern auch von den Nebenideen, die bloß durch Mitwirksamkeit der Nerven erweckt werden. Keine von allen diesen, in so fern sie nicht selbst Rührungen sind, oder damit im Zusammenhange stehn, kann je ein Gegenstand ihrer besondren

Aufmerksamkeit werden, und folglich kann sich auch keine davon durch besondre Vernehmlichkeit oder Klarheit vor der andern erheben, sich gleichsam davon losreißen, und so als ein besonderes Ganzes wahrgenommen oder gefaßt werden.

Wenn in der Folge eine Veranlassung vorkommt, wodurch die Thätigkeit einer solchen Seele bewogen wird, außer den Nebenideen, die ohnehin schon mit der veranlassenden Rührung verknüpft sind, noch andre hervorzubringen, so können es weiter keine andre seyn, als nur gleichfalls Ideen von Gefühlen, und zwar nur solche, die der veranlassenden gemäß sind. Denn die Aufmerksamkeit solcher Seele war vorher niemals auf andre Ideen als auf Rührungen gerichtet, keine andre hatten sich ihr bemerkbar gemacht, und folglich können auch keine andre, so als für sich bestehend und getrennt wieder hervorgebracht werden.

Es

Es versteht sich hier von selbst, daß neben diesen wieder hervorgebrachten Ideen von Gefühlen, zwar auch zugleich die vormals damit verknüpft gewesene Nebenideen, in den Gesichtskreis der Seele wieder hinein treten, aber sie werden niemals als abgesonderte für sich bestehende Ideen wahrgenommen werden können.

Eine solche Seele kann also keine Idee, so nicht vormals ein Gefühl gewesen, für sich selbst wieder hervorbringen, und auch die Ideen der Gefühle wird sie nie ein anders gewahrnehmen, als in Gesellschaft aller Nebenideen, welche, vermöge des Zusammenhangs der Nerven, gewirkt werden müssen. Sie kann also auch keine einzelne Idee, so in irgend einer zusammengesetzten enthalten gewesen, von den andren abgesondert wieder erwecken. Es fehlt ihrer Aufmerksamkeit an Veranlassungen sich von den Gefühlen und derselben Ideen abzuziehen, und sich auf andre damit verknüpfte Empfindungsideen allein zu heften. Viel weniger kann eine solche Seele ihre Aufmerksamkeit auf die in den Empfindungsideen selbst liegende einzelne Ideen richten.

Aus eben demselben Grunde, kann auch eine solche Seele weder die Idee der Verschiedenheit, noch der Uebereinstimmung, oder sonst irgend eines Verhältnisses, abgesondert und für sich allein, als eine ganze Idee hervorbringen. Sie ist nicht fähig, ihre Aufmerksamkeit auf irgend ein Resultat ihrer Ideen zu heften, und eben darum auch nicht fähig, sich ein solches wieder abgesondert vorzustellen. Mit einem Worte, eine solche Seele, kann sich nicht Ideen von Ideen machen, sondern ihre Gewahrnehmungen müssen alle so seyn, wie sie unmittelbar durch die Sinne sind erzeugt worden. Ihre Thätigkeit selbst, wenn sie bey

der

der Wiederhervorbringung der Ideen geschäftig ist, macht darin keine Verändrung, weil sie nur allemal die ganze Empfindungsidee, so wie sie gewesen ist, wieder hervorbringt.

Es ist also gleichvielbedeutend, ob gesagt wird, eine Seele kann nicht anders als allein durch Gefühle und Rührungen in Thätigkeit gesetzt werden, oder, eine Seele ist bloß auf reine äußre Empfindungen eingeschränkt. Weiter, ob gesagt wird, die Thätigkeit einer Seele kann nicht durch jedwede Idee, sondern nur allein durch Gefühle und Rührungen zur Wirksamkeit gebracht werden, oder, eine Seele ist unfähig, eine Idee von der andren abzusondren, und unfähig irgend eine abgesonderte Gewahrnehmung von dem Unterschiede, den Verhältnissen, und den Resultaten ihrer Ideen zu haben, oder sich Begriffe davon zu machen.

Vierte Abtheilung.

Von den verschiedenen Gattungen der veranlassenden Ideen überhaupt, und den daher entstehenden verschiedenen Wirkungsarten der Thätigkeit der menschlichen Seele, in Absicht ihrer Ideen.

§. 131.

Die Ideen, wodurch die Thätigkeit unsrer Seele erweckt und geleitet wird, verdienen in so fern eine eigne Betrachtung.

Da die Thätigkeit der Seele an sich selbst weiter nichts als eine bloße Fähigkeit, und eine todte Kraft ist, welche erst durch Antriebe und Veranlassungen gereizt, erweckt, und zur thätigen Wirksamkeit gebracht werden muß, (§. 97. 105.) so wird auch allemal, so bald

bald sie wirksam ist, entweder ein Gefühl oder sonst eine andre Idee vorhanden seyn, darin die Veranlassung dazu befindlich seyn muß.

Es ist hier zuerst die Frage von der Thätigkeit der Seele, in so fern sie auf die Vorstellungsnerven wirkt, das ist, in so fern sie Ideen hervorbringt, oder welches einerley ist, von der Gewahrnehmungsthätigkeit. Und auch in dieser Rücksicht wird sich meine obige Behauptung von der Erfahrung durchgängig bestätiget finden. Ein Vergnügen, ein Schmerz, irgend eine Absicht oder Endzweck, sind immer die Ursachen, und die Veranlassungen, warum wir entweder auf diese oder auf eine andre Idee, unsre Aufmerksamkeit wenden, warum wir diese oder eine andre in ihren Verhältnissen und Beziehungen deutlicher zu erkennen uns bemühen, und warum wir endlich ganze Reihen von Ideen verfolgen, und sie nach und nach bis in ihren kleinsten Verschieschiedenheiten uns vernehmlicher vorzustellen bemüht sind. So gar die Einfälle und plötzliche Erfindungen, die am meisten durch ein Ungefehr hervorgebracht zu seyn scheinen, haben, wie schon angemerkt worden, ihre veranlassende Ideen, die auch bey geringem Nachdenken darüber fast allemal angegeben werden können.

Die Kraft der Seele, oder ihre Thätigkeit kann uns keine ganz neue Ideen verschaffen. Die ganze Grundlage aller unsrer Erkenntniß, haben wir bloß unsrer Organisation und den Wirkungen der äußren Gegenstände darauf zu verdanken. Aber die Ideen, die wir auf diese Weise leidend bekommen, die bearbeitet die Seele; den schwächren verschaft sie mehr Ausdruck und Vernehmlichkeit, die, deren Zusammenhang mit der Hauptidee entfernter ist, bringt sie der Gewahrnehmung näher, verlängert ihre Dauer, wirkt auf die Verhältnisse

und

und Resultate derselben so lange, bis wir zu vernehmlichen Ideen davon gelangen. Alles das aber kann die Thätigkeit ohne vorgängige Veranlassungen nicht bewirken; diese müssen ihr erst den Weg zeigen und öfnen, den sie nehmen kann. Sie muß zum Wirken gereizt, und die Richtung davon bestimmt werden.

Da nun so sehr viel von den veranlassenden Ideen abhängt, so ist es der Mühe werth, in die Natur derselben tiefer einzudringen, und der Art und Weise nachzuforschen, wie sie wirken.

§. 132.

Die erste Gattung veranlassender Ideen überhaupt, sind die Antriebe.

Da der unterscheidende Charakter der menschlichen Seele darin gesetzt worden, daß jedwede Art der Ideen ihre Thätigkeit reizen und erregen kann, so müssen auch in Ansehung derselben alle Ideen, wenn sie bis zu einem gewissen

gewissen Grade vernehmlich sind, zu den veranlassenden Ideen gerechnet werden; so wie es auch eben deßwegen klar ist, daß jede Art des Einflusses, den die Thätigkeit auf unsre Ideen hat, ihren Grund und Veranlassung nothwendig in einer gewissen Idee finden muß. Nicht allein also die Verschiedenheit der Art und Weise, wie die Thätigkeit in Ansehung der Hervorbringung und Bearbeitung der Ideen wirkt, sondern auch die sich darauf beziehende Verschiedenheit der veranlassenden Ideen selbst, muß hier in Betrachtung gezogen werden.

Zwar sind die Wirkungen der Thätigkeit in Absicht derjenigen Ideen, welche sie erzeugen hilft, so wie die Ideen selbst, unzählich verschieden, allein von dieser Verschiedenheit, die theils von dem Unterschiede der leidenden Ideen, theils von der Natur der Sinne und der Nerven abhängt, ist hier die Rede nicht,

sen-

sondern es kommt hier bloß auf die Verschiedenheit der Art und Weise an, wie die Thätigkeit wirkt, und nicht was sie wirkt.

Nimmt man die Erfahrung zu Hülfe, so findet sich, daß unsre Thätigkeit zur Hervorbringung und Bearbeitung der Ideen, auf dreyerley Art und Weise aufgefordert wird; oder, daß es dreyerley verschiedene Leitfaden, und dreyerley Arten der Veranlassungen giebt, wodurch die Thätigkeit der menschlichen Seele erweckt, gelenkt, und nach allen Arten der Wirkung, wozu sie ihrer Natur nach fähig ist, bestimmt wird.

Die erste Art sind, die Gefühle und die Ideen davon, oder die Antriebe im eigentlichen Verstande. Unstreitig ist es, daß die Gefühle selbst, wovon ein jedes in gewissem Grade allemal angenehm oder unangenehm ist, die stärksten Reize für die Seele sind; ja es würde de wider ihre Natur seyn, wenn sie dabey unthätig und bloß leidend bleiben könnte. Fast mit gleicher Stärke, reizen die Ideen der Gefühle, oder die bloßen Rührungen, wenn sie gleich ohne das wirkliche Gefühl selbst, es sey wodurch es wolle, wieder hervorgebracht worden sind.

Die erste unmittelbare Folge aller Gefühle und Rührungen, ist die Aufmerksamkeit so wohl darauf selbst, als auf die damit verknüpfte Nebenideen. Durch diese bekommt die Idee selbst mehr Ausdruck, sie wird klärer und heller. Hierbey verdient jedoch angemerkt zu werden, daß durch die Aufmerksamkeit das Gefühl selbst, in so fern es ein äußeres ist, nicht im geringsten mehr Stärke erlangt, als es an sich schon gehabt hat, weil die Stärke dieser Art, allein von dem stärkern Reize der gröbren Nerven abhängt, auf welche die Seele in keinerley Betracht wirken kann (§. 25. 29.).

Eine

Eine weise und geschickte Verbindung vielerley Arten der Gefühle, könnte die Wirkung haben, daß ein Mensch, und überhaupt ein jedes Geschöpf, das Sinne und Gefühl hat, dahin gebracht würde, alle Ideen, die ihm jemals gegenwärtig gewesen, dafern sie nicht schon ganz in seinem Gedächtnisse erloschen sind, nach und nach in sich selbst wieder hervorzubringen. Denn ein Gefühl erregt um deßwillen, weil es für die Nerven der stärkste Reiz ist, nicht allein die meisten Nebenideen, sondern es zieht auch ohne Ausnahme die Aufmerksamkeit so wohl auf sich selbst, als auf die mit sich erregte Nebenideen.

Dieser Weg aber, wodurch die Seele gereizt werden kann, sich auf die Vorstellungsnerven wirksam zu erweisen, und so Ideen wieder hervorzubringen, wird für sich allein genommen, so wie der natürliche Lauf der Dinge in der Welt ist, nicht weit führen, und die Seele würde, wenn sie sonst keine Veranlassungen hätte, sich mit Hervorbringung der Ideen zu beschäftigen, immer bald genug wieder aufhören müssen. Denn so bald unter den Nebenideen, die ein Gefühl rege gemacht hätte, weiter keine Ideen von Gefühlen vorkämen, so bald würde es mit der Wirksamkeit ihrer Thätigkeit gleichfalls ein Ende nehmen. So lange zwar von jenen einige mit darunter begriffen sind, eben so lange würde zwar auch die Thätigkeit neuen Reiz bekommen, sie würde sich darauf richten, oder die Aufmerksamkeit würde sich dahin wenden; allein gesetzt auch, daß dieses Spiel noch einige Mal auf eben diese Weise wiederholt werden könnte, so würde es sich doch bald genug treffen, daß eine solche Gefühlsidee, weiter von keiner ihresgleichen mehr begleitet, sondern allein mit bloßen Empfindungsideen vergesellschaftet erscheinen würde; und dann müßte es doch mit der weitren

tren Hervorbringung der Ideen ein Ende haben.

Dieser Weg, so eingeschränkt und kurz er auch ist, scheint mir doch nur der einzige zu seyn, worauf die Thiere veranlaßt werden können, Ideen hervorzubringen, und sich damit zu beschäftigen. Denn nach dem, was oben bemerkt worden, kann die Thätigkeit in den Thierseelen, durch nichts anders als durch Gefühle und Rührungen erweckt, geleitet und unterhalten werden. Wie man denn auch, der Erfahrung zu Folge, Ursache zu glauben hat, daß alles Nachdenken der Thiere nur von kurzer Dauer und höchst eingeschränkt ist.

§. 133.

Die andre Gattung veranlassender Ideen, sind überhaupt alle Arten der Ideen, in so fern sie eine gewisse Anweisung, um auf andre Ideen zu kommen, enthalten.

Der wesentliche Charakter der menschlichen Seele, nach welchem sie von so reizbarer Natur ist, daß jedwede Art der Ideen, sie zu einer wirksamen Thätigkeit reizen kann, eröffnet eine weite Aussicht neuer Veranlassungen, wodurch sie zu Hervorbringung und Bearbeitung einer unsäglichen Menge von Ideen gebracht und in solchem Geschäfte unterstützt werden kann.

Bey einem Menschen, der auch nur erst kurze Zeit gelebt und empfunden hat, ist der Zusammenhang in den feinren Nerven seiner Organisation, schon auf so vielerley Weise und so vest geknüpft worden, daß er keine Empfindung und keine Idee mehr haben kann, die ihm ganz allein gegenwärtig wäre, sondern eine jedwede wird schon von Nebenideen mancherley Art begleitet seyn. Die jedesmalige Empfindung, oder diejenige Idee, worauf die Aufmerksamkeit gerichtet ist, ist die gegenwärtige Hauptidee, und durch diese werden, vermöge des Zusammenhangs der Nerven, die Nebenideen rege gemacht und erweckt. Wenn nun gesagt wird, daß eine Idee, eine Anweisung zu' einer andern alsdenn giebt, wenn neben ihr, noch andre erblickt werden, so folgt es von selbst, daß in diesem Betracht, alle unsre Ideen, wenn sie gegenwärtige Hauptideen sind, zu den anweisenden gehören müssen.

Da nun eine jedwede Idee, für die menschliche Seele ein Gegenstand der Aufmerksamkeit seyn kann, so ist dieselbe auch fähig von der Hauptidee, mit ihrer Thätigkeit auf jedwede Nebenidee zu verfallen; und indem sie die Aufmerksamkeit auf eine Nebenidee richtet, und also derselben dadurch mehr Ausdruck und Vernehmlichkeit verschafft, so macht sie eben dadurch selbige nicht allein zur gegenwärtigen Hauptidee, sondern sie erweckt auch derselben, ein neues Gefolge von Nebenideen, die sich mit mehr oder weniger Vernehmlichkeit, in dem Gesichtskreis der Seele erblicken lassen. Auf diese Weise kann die menschliche Seele, wer weiß wie lange, eine jedwede Nebenidee, wenn sie nur mit einiger Vernehmlichkeit in ihrem Gesichtskreis erscheint, immer wieder zur Hauptidee erheben, und sich auf diese Weise mit Ideen beschäftigen.

Hier ist zu merken, daß in so fern eine Idee, eine Anweisung giebt, in so fern giebt sie auch der Seele, eine Aussicht. Da nun eine jede Idee, die von Nebenideen begleitet wird, in so fern auch Anweisungen zu andren Ideen giebt, so muß auch eine jedwede Hauptidee, der Seele gewisse Aussichten aufschließen und darbieten. Wenn nun diese Aussichten, zugleich für die Seele Veranlassungen sind, um ihre Thätigkeit darauf zu richten, so werden sie eben dadurch zu Absichten für die Seele. Es findet sich also hiernach ein Unterschied

schied zwischen solchen Ideen, die wieder andre Ideen veranlassen, und solchen, die der Seele eine Veranlassung geben, ihre Thätigkeit wirksam werden zu lassen. Denn nicht alle Aussichten, welche eine gewisse Idee uns giebt, machen wir so gleich zu unsrer Absicht, und zum Gegenstande unsrer besondren Aufmerksamkeit; wir lassen viele Nebenideen vorüber gehen, ohne sie unsrer Aufmerksamkeit zu würdigen. Hier ist nur die Rede von den aussichtgebenden Ideen, in so fern sie veranlassende Ideen seyn können.

Aus dem, was gesagt worden, ist nun leicht abzunehmen, daß es von derjenigen Gattung veranlassender Ideen, davon hier die Rede ist, so viel Arten giebt, als es Arten der Mitwirksamkeit der Nerven, oder der Association der Ideen giebt. Nicht bloß gleichzeitige und auf einander gefolgte, oder vorhergegangene, veranlassen sich einander, sondern auch übereinstimmige und ähnliche, oder die sonst durch irgend ein wahrzunehmendes Verhältniß mit einander verbunden sind. Die menschliche Seele kann also, zu Folge dieser dreyen Arten der Veranlassung oder der Nebenideen, alle und jede Ideen, die sie gehabt hat, wenn sie nur noch einigen Grad der Vernehmlichkeit besitzen, nach der Reihe wieder hervorbringen.

Betrachtet man aber diese Wege, worauf das Nachdenken wandeln kann, genauer und einen jeden für sich besonders, so fällt leicht in die Augen, daß ungeachtet der Vortheile, die sie in gewissem Betracht der Seele verschaffen, dennoch alle drey nicht allzuweit führen können, oder höchst langweilig seyn müssen.

Man nehme zuerst den Weg, den die Association gleichzeitiger Empfindungen anweisen

und

und veranlassen kann. Jemand, der durch eine gegenwärtige Empfindung, oder überhaupt durch eine gegenwärtige Idee, auf eine Nebenidee geleitet wird, die er schon vormals gehabt, wird zwar die ganze vormalige Idee mit allen ihren ehmaligen Nebenideen von der nächsten bis zur entferntesten durchgehen, und eine jede davon, indem er seine Aufmerksamkeit auf sie richtet, zur Hauptidee machen können; gesetzt aber, es fehlten ihm alle Veranlassungen, um auf die der Zeit nach gefolgten und vorhergegangenen Ideen zu kommen, es fehlten ihm weiter die Veranlassungen, um von Verhältniß zu Verhältniß, von Beziehung zu Beziehung zu schreiten, so müßte es mit seinem Nachdenken sehr bald ein Ende nehmen; und er würde sodann erst wieder abzuwarten haben, bis in seinen gegenwärtigen Empfindungen und Ideen, eine neue Veranlassung sich zeigte, wodurch er wiederum auf eine ehemalige Idee oder Empfindung zurückgeführt werden konnte.

Nun gebe man einem solchen Menschen auch noch die zweyte Gattung der Veranlassungen. Er soll also auch zugleich von einer gegenwärtigen Idee auf die vorhergehenden und vormals gefolgten kommen können. Es wird nun zwar die Art und Weise, seinen Ideen nachzudenken, dadurch schon viel verbessert seyn, aber er wird dabey die allerlangweiligsten Wege zu wandern haben. Von der gegenwärtigen Idee geht er aus, und kommt zur unmittelbar vorhergegangenen, dann wieder zur nächsten, und so weiter zur nächsten, vielleicht durch viel tausend vorhergehende, ehe er nur bis an die gelangt, die er vor einigen Wochen gehabt hat.

Endlich aber öfne man ihm auch den dritten Weg der Ideenveranlassung, den Weg der Uebereinstimmung und der Verhältnisse. Seine ne Art zu denken, und sich mit Ideen zu beschäftigen, wird nun zwar auch noch manche Unvollkommenheit an sich haben, aber sie wird ihm doch mehr Annehmlichkeiten verschaffen. Gesetzt, er käme in einen Garten. Natürlicher Weise würden sich ihm da viel Ideen anbieten. Er wird die Schönheit der Anordnung gewahr, und sieht die Pracht der Blumen. Er hört den Gesang der Vögel; und das Gefühl der angenehmen Witterung giebt allen diesen Empfindungen mehr Reiz. Indem er seine Aufmerksamkeit darauf richtet, kann die Nebenidee seiner Geliebten entstehen, mit welcher er, das Jahr vorher, Hand in Hand, eben hier gieng. Seine Aufmerksamkeit lenkt sich sehr natürlich ganz auf seine Geliebte. Nun stellt sich ihm die geistvolle Unterredung, das sanfte Händedrücken, die kühle Laube, und alle damalige Wonne seines Herzens vor. Dann kann als eine Nebenidee, der Bruder seiner Geliebten erscheinen, der eben damals ihr Gespräch unterbrach. Der traurige Zustand, worin sich gegenwärtig dieser Bruder in seiner Kriegsgefangenschaft befindet, kann seine Aufmerksamkeit vielleicht auf sich ziehen. Das bringt die Idee vom Elende, das der Krieg anrichtet, herbey, von den Schlachten und den Oertern, wo sie gehalten worden, von den Freunden, die dabey gewesen, und von viel tausend andren anschauenden Ideen mehr.

In diesem Beyspiele, sind alle bisher angegebene Arten der Ideenveranlassungen wirksam; und es ist der Thätigkeit der menschlichen Seele, ihrer Natur nach möglich, sich auf eine jede veranlassende Idee zu richten, oder jedwede Aussicht, die sich in dem Umfange ihrer jedesmaligen Ideen findet, zur Absicht ihrer gegenwärtigen Wirkung zu machen, und sich auf diese Weise wieder neue Aussichten zu öfnen. Das können aber die Thiere nicht; denn so bald sich in den Aussichten, die eine neue Idee ihnen giebt, keine Rührung befindet, so bald kann ihre Thätigkeit weiter nicht gereizt werden; sie können ihre Aufmerksamkeit darauf nicht richten, sie nicht zu Hauptideen machen, und sich auf solche Weise weiter keine neue Aussichten verschaffen. In so fern ihre Ideen keine Rührungen enthalten, gehen sie ihnen unbeachtet vorüber.

§. 134.

Die dritte Gattung veranlassender Ideen überhaupt, sind die Zeichen.

Der Mensch wäre aber noch lange nicht das vortrefliche Geschöpf, das er in der That ist; und seine ganze Erkenntniß so wohl, als seine Art zu handeln, würde noch höchst unvollkommen bleiben, wenn er weiter keine als die bisher erwähnte Veranlassungen zum Nachdenken hätte.

Um

Um sich davon zu überzeugen, so überdenke man hier noch einmal, wie in diesem Falle seine Erkenntniß und seine Art zu handeln seyn müßte. Ich habe einem solchen Menschen in dem vorhergehenden schon weit mehr eingeräumt, als er wirklich haben könnte. Allein man lasse ihm das alles; er mag auf die vorbeschriebene Art sich nach allen Arten der Veranlassungen mit Ideen beschäftigen können. Und doch wird sich leicht einsehn lassen, daß er keine andre Ideen wird hervorbringen können, als nur solche, die an seinen gegenwärtigen auf irgend eine Art angrenzen, oder die bloß anschauende Ideen davon sind. Denn zu andren entfernten und weiter liegenden Ideen, ist nirgends eine Veranlassung in ihm. Er wird zwar von einer ganzen Idee, die einzelnen betrachten, und seine Aufmerksamkeit darauf wenden können, aber es muß ihm unmöglich bleiben, sich nach einer Idee, die er vor

einigen

einigen Jahren gehabt, auf eine andre Weise den Weg zu bahnen, als dadurch, daß er von der gegenwärtigen an, alle vorhergehende nach und nach so lange durchläuft, bis er in der Reihe auf gedachte Idee trift; da sie denn zuerst als Nebenidee der zunächst mit ihr angrenzenden erscheinen muß, ehe sie ein Gegenstand seiner Aufmerksamkeit, und die Hauptidee werden kann.

Diesen langsamen Weg müßte ein solcher Mensch nothwendig mit seinem Nachdenken nehmen, wenn ihm nicht zum guten Glück, dann und wann die Einbildungskraft zu Hülfe käme. Diese, die auf dem Wege der Uebereinstimmung und der Verhältnisse, von Ideen zu Ideen gelangen kann, kehrt sich weder an die Ordnung der Ideenfolge, noch bekümmert sie sich darum, ob die Ideen, die sie neben einander stellt, jemals sind mit einander verbunden

bunden gewesen. Es ist ihr gleichviel, ob die Ideen, die sie unmittelbar auf einander folgen läßt, sich auch wirklich so gefolgt sind, oder ob sie durch Zwischenräume von vielen Jahren getrennt gewesen. Genug, wenn nur Uebereinstimmung, oder Verhältniß, sie von irgend einer Seite mit einander verknüpft.

Die Einbildungskraft kann also zwar den Weg, um zu gehabten Ideen zu gelangen, sehr verkürzen, allein diese vollkommene Hülfe wird doch nur in Ansehung eines solchen Menschen ein bloßes Ungefehr bleiben. Denn er hat keine andre Veranlassungen, um seiner Thätigkeit eine gewisse Richtung zu geben, als allein die, welche er in der gegenwärtigen anschauenden Hauptidee, oder in den damit verknüpften Nebenideen findet. Alles übrige liegt nicht in dem Gesichtskreis seiner Seele, und muß ihm nothwendig dunkel seyn.

Im Grunde müßte also ein solcher Mensch nicht viel besser dran seyn als die Thiere, ob er gleich von einer so viel vortreflichern Seele belebt wäre. Der ganze Unterschied zwischen ihm und ihnen, würde nach dieser Voraussetzung darin bestehen: Erstlich, daß er von einer Hauptidee, alle einzelne und darin liegende Ideen, sie möchten seyn von welcher Gattung sie wollten, nach und nach zum Gegenstande seiner Aufmerksamkeit machen könnte. Welches dagegen den Thieren unmöglich ist, da ihre Aufmerksamkeit auf nichts anders, als allein auf Gefühle und Rührungen gerichtet seyn kann, und alle übrige damit verknüpfte Ideen, die das nicht sind, sie nicht reizen. Und dann zweytens, daß ein solcher Mensch, von einer jedweden Nebenidee eine Veranlassung nehmen kann, sie zur Hauptidee zu erheben, und dadurch wieder andre Nebenideen in seinen Gesichtskreis hereinzuziehen, und so von einer

Idee zur andren zu kommen. Dieses Geschäfte aber ist den Thieren auch versagt. Nur Gefühle und Rührungen dienen ihrer Thätigkeit zur Veranlassung sich zu äußren. Befinden sich aber unter den Nebenideen einer gegenwärtigen Hauptidee keine Rührungen, so ist auch keine Veranlassung vorhanden, wodurch der Gesichtskreis ihrer Seele verändert werden sollte, und sie können folglich nicht zu neuen Ideen gelangen.

Aber es entspringt aus dem wesentlichen Charakter der Seele des Menschen noch eine andre Quelle von Veranlassungen zu Ideen, dadurch seine große Vorzüge vor den Thieren erst recht ans Licht gebracht, und zugleich in den Stand gesetzt werden, seine innre Würde und wesentliche Erhabenheit über alles, was auf Erden lebt, nach und nach selbst zu entwickeln, und mit Nachdruck zu behaupten. Ich

meyne

meyne überhaupt die Zeichen seiner Ideen, die zwar, allgemein betrachtet, zu den anweisenden Ideen gerechnet werden müssen, wegen ihrer besondren Eigenschaften aber als eine eigene Gattung der veranlassenden Ideen betrachtet zu werden verdienen.

§. 135.
Allgemeine Quelle der Ideenzeichen überhaupt.

Sinne und Gefühle, sind die Thore, wodurch alle Empfindungen, als die Grundlage aller unsrer Ideen und Erkenntniß zur Seele gelangen. So lange jene offen stehen, kann der Mensch nicht ganz ohne diese seyn. Da sich nun alle Empfindungen und Ideen, nach Zeit, Ort und Aehnlichkeit, von selbst untereinander verbinden, so braucht der Mensch nur eine kurze Zeit gefühlt und empfunden zu haben, und es wird schon keine Empfindung oder Idee mehr, auf den Schauplatz seiner Seele auftreten, und wäre der Umfang desselben auch noch so klein, die nicht mehr als eine Nebenidee zur Begleitung und zum Gefolge haben sollte. Sind es nicht Ideen, die neben der gegenwärtigen vormals zugleich da gewesen, so sind es solche, die auf sie gefolget, oder vor ihr hergegangen sind, und wenn es keine von diesen beyden wären, so finden sich doch gewiß solche ein, die durch irgend ein Verhältniß oder irgend eine Beziehung herbey gezogen werden. Selbst diejenigen Ideen, die wir von neuen Gegenständen zum ersten Male bekommen, werden viele unsrer vorigen Ideen, vermöge der Verhältnisse, worin sie nothwendig mit einander stehen, wieder erwecken und neben sich veranlassen. Es kann daher sicher behauptet werden, daß kein sinnlicher Gegenstand, unter keinerley Umständen, die Idee von sich in uns erzeugen kann, ohne daß nicht alle-

mal

mal dadurch zugleich gewisse Nebenideen in uns rege gemacht werden.

In dieser natürlichen Beschaffenheit unsrer Ideen liegt, wenn man drauf Acht hat, die allgemeine Idee dessen, was ein Zeichen genennt wird. Denn alles, was durch die Idee von sich selbst, eine gewisse Nebenidee erweckt, kann in so fern überhaupt als ein Zeichen dieser Nebenidee angesehen werden, oder kann ein Ideenzeichen überhaupt seyn. Die gewöhnlichsten Ideenzeichen, derer wir uns bedienen, sind Worte, die entweder geredet oder geschrieben werden. So bald Jemand, zum Beyspiel, das Wort, Brod, höret oder liest, so bald erzeugt der Ton oder das Aussprechen in Gedanken zuerst eine Idee des Tons oder des Aussprechens, und diese Idee erweckt gleich neben sich die Idee derjenigen Sache, die Brod genennt wird. Es ist also die bezeichnete Idee, oder die Bedeutung des Zeichens,

 nicht

nicht die unmittelbare Idee des Zeichens selbst, sondern eine Nebenidee davon, und wird erst durch jene hervorgebracht. So kann auch die Wärme, als ein Zeichen des Feuers betrachtet werden, sie bringt aber nicht unmittelbar diese Idee hervor, sondern die Idee der Wärme veranlaßt erst neben sich die Idee des Feuers. In diesem Betrachte kann also eine jede sinnliche Sache, als ein Ideenzeichen angesehn werden, davon die Bedeutung eine gewisse mit der Idee des Zeichens verknüpfte Nebenidee ist.

Die Verbindung einer Hauptidee mit gewissen Nebenideen, und überhaupt die Association der Ideen, beruht auf der natürlichen und erworbenen Mitwirksamkeit der Nerven, und diese ist eine Folge ihres Zusammenhangs, und überhaupt der ganzen Einrichtung unsrer feinern Organisation, zugleich aber liegt darin der allgemeine Grund und die erste Quelle

des

des Zusammenhangs der Zeichen mit ihrer Bedeutung.

§. 136.

Von den Mitteln und Wegen, wodurch Zeichen eine gewisse und bestimmte Bedeutung erlangen können, und was für Gattungen der Zeichen daher entstehen.

Wenn aber weiter nichts erforderlich wäre, damit eine sinnliche Sache ein sicheres und bestimmtes Ideenzeichen werde, als die Verbindung der Idee derselben mit einer Nebenidee, so müßte schon jedwede sinnliche Sache an sich selbst, ein solches bestimmtes Zeichen seyn, indem sie nothwendig allemal gewisse Nebenideen mit sich hervorbringt. Das aber findet sich doch nicht. Denn ich sehe, zum Beyspiel, einen Baum, einen Menschen, oder sonst Etwas; dadurch wird nun zwar mehr als eine Nebenidee in mir rege, aber welche davon eigentlich bezeichnet seyn könne, werde ich nicht inne. Es ist also offenbar, daß noch etwas anders nothwendig hinzukommen müsse, um diejenige Nebenidee, die eigentlich dadurch bezeichnet seyn soll, zu bestimmen, und vor den andren allen besonders auszusondern. Worin nun das, was noch hinzukommen muß, eigentlich besteht, und auf wie vielerley Art der Zusammenhang des Zeichens mit seiner Bedeutung erzeugt und bevestiget werden kann, darüber muß die Erfahrung befragt werden.

Gesetzt, es würde ein Mensch, der in dem Gebrauch seiner Seelenfähigkeiten noch nicht weiter gekommen, als so weit ich ihn bis hieher gebracht habe, zum ersten Male in seinem Leben, einer Heerde Kühe auf der Wiese ansichtig. Er hört sie blöken, und indem er näher darauf zugeht, wird er auch gewahr, daß sie gemolken werden, und endlich trinkt er auch von ihrer Milch, die ihm gebracht wird. Hier sind verschiedene sinnliche Sachen, davon

die

die Ideen, während der ganzen Begebenheit, so wohl gleichzeitig als folgeweise mit einander so in Verbindung gerathen, daß die eine von ihnen, in der Folge allemal die andren als Nebenideen, mit sich hervorbringen wird. Nun nehme man weiter an; dieser Mensch komme ein ander Mal, da die Kühe nicht zugegen sind, auf eben dieselbe Wiese. Zu Folge der Mitwirksamkeit der Nerven, oder der Association der Ideen, werden alle die vorigen Ideen sich ihm zugleich wieder vorstellen, keine aber von ihnen, wird sich vor den andren durch besondre Klarheit und Vernehmlichkeit hervorthun. Ein ander Mal trinke er Milch; vielleicht wird ihm dabey die Idee der Milch, die er auf der Wiese getrunken, mit den übrigen damaligen Umständen einfallen. Wiederum ein ander Mal, sehe er Kühe melken; es wird ihm so ergehen. Weil aber auch itzt so wenig als vorher eine von den Nebenideen, eine vorzügliche Ver-

 nehm-

nehmlichkeit oder Klarheit haben wird, so kann auch noch nicht behauptet werden, daß die Wiese, die Kühe, die Milch, schon als bestimmte Zeichen von einer oder der andren Nebenidee angesehen werden können.

Man lasse aber nun eben diesen Menschen, das Blöken einiger Kühe in der Ferne hören. Gewiß, es wird sogleich die Idee der Kühe, die er ehedem blöken gehört, in ihm entstehen; ja es wird ihm vielleicht nicht einmal, dafern er nicht seine Aufmerksamkeit besonders auf die Idee der Kühe wendet, die Idee der Wiese, des Melkens, und der Milch vernehmlich werden. Gesetzt aber auch, daß ihm alle diese Ideen dabey einfallen sollten, so ist es doch gewiß, daß auf das Blöken, die Idee der Kühe vor allen andren klar und vernehmlich hervordringt, und daß eben das allemal geschehen wird, so oft er in der Folge das Blöken der Kühe zu hören bekommt.

Hier sey man einen Augenblick aufmerksam auf den Unterschied, der sich in Hervorbringung der Nebenideen befindet. Die Idee der Kühe, der Wiese, der Milch, brachten keine bestimmte Nebenidee mit sich hervor. Hingegen die Idee des Blökens bringt sogleich von allen andren Nebenideen, die von den Kühen klar und ausgezeichnet hervor. Das ist aber alles, was nur von einem Zeichen gefordert werden kann. Aus diesem Beyspiele, dergleichen es unzählige andre giebt, erhellet, daß gewisse sinnliche Dinge ganz von sich selbst, und ohne daß erst unser Vorsatz hinzukommen dürfe, Ideenzeichen von bestimmter Bedeutung werden können.

Diese Erscheinung ist sehr merkwürdig, und für die philosophische Naturgeschichte des Menschen wichtig. Der wahre Grund davon liegt aber unstreitig darin, daß, so bald eine gewisse Idee, durch eine sinnliche Sache in uns erzeugt wird, die ihrem Inhalte nach, und für sich allein genommen, der Seele wenig oder nichts zu vernehmen giebt, und dagegen ihre nächste Nebenidee ungleich mehr in sich enthält, oder sonst interessanter ist, so bald eilt die Seele über die erste Idee hinweg, übersieht sie, und bleibt mit ihrer Aufmerksamkeit allein bey der letzten stehen; dadurch wird diese, gleich als wenn sie die unmittelbare Idee jener sinnlichen Sache wäre, so gleich klar und vor andren vernehmlich. Der Ton des Blökens giebt der Seele, für sich selbst keine solche Mannichfaltigkeit zu vernehmen, dabey sie sich mit ihrer Aufmerksamkeit verweilen könnte, und daher zieht das Licht der Nebenidee die Aufmerksamkeit sogleich auf sich. Auf diese Weise wird das Blöken von selbst und ohne unser Zuthun ein bestimmtes Zeichen der Idee der Kuh.

Auf eben diese Weise können sich noch viel andre Arten bestimmter Zeichen, bloß von sich selbst in uns erzeugen. Denn so oft mit unsren Empfindungen oder Ideen, gewisse sinnliche Sachen, deren unmittelbare Idee an sich keine Aufmerksamkeit erregt, gleichzeitig oder folgeweise verbunden werden, so oft läßt sich die unmittelbare Idee solcher Sache, in weit geringerm Grade der Klarheit vernehmen, als die damit verbundene Nebenidee; und so wird jene von selbst und ohne unsren Vorsatz ein Zeichen von dieser. Eine zufällige Bewegung unsres Körpers, oder auch nur eines Gliedes desselben, eine Miene, eine Gebärde, das Rauschen des Windes, der Blätter, des Wassers, und dergleichen mehr, sind solche sinnliche Sachen, davon die unmittelbare Idee an und für sich selbst wenig enthält, und die Aufmerksamkeit um ihrer selbst willen nicht auf sich zieht. Wenn aber neben ihnen andre reichhaltigere

tigere Empfindungen und Ideen, zugleich oder folgeweise, in der Seele gegenwärtig gewesen sind, so können jene von sich selbst bestimmte Ideenzeichen von diesen werden.

Außer diesem Weg, giebt es noch einen andren, wie gewisse Dinge bestimmte Ideenzeichen, und das ebenfalls von selbst und ohne unsren Vorsatz, werden können; dabey kommt es aber nicht eigentlich darauf an, ob die unmittelbare Idee des Zeichens viel oder wenig enthalte. Wenn nämlich gewisse sinnliche Dinge mit oder auf eine gewisse Idee, allemal oder doch sehr oft erfolgen, oder vor derselben vorhergehen, so können jene bestimmte Zeichen von diesen werden. Dahin ist zu rechnen, der Laut, den gewisse Gemüthsbewegungen und Leidenschaften hervorbringen, er sey fröhlich oder traurig. Ferner gewisse Bewegungen des Körpers, die ein Ausdruck eines gewissen Gefühls sind; endlich noch viel andre sinnliche Dinge, die in der

Natur

Natur allezeit, oder sehr oft, auf einander folgen. Diese zweyte Gattung der Zeichen sind bloß natürlich, dagegen in Ansehung der ersteren Gattung, der Zufall mit ins Spiel kommt, indem oft auch andre Dinge die nämliche Bedeutung hätten erlangen, und eben so wohl Zeichen hätten werden können.

Endlich giebt es noch einen dritten Weg, wodurch Zeichen, an gewisse Bedeutungen, oder Ideen an gewisse Zeichen geknüpft werden können; und das ist die Willkür der Menschen auf einer, und Nachahmung und Einverständniß auf der andren Seite.

§. 137.

Die Zeichen als Veranlassungen zu Ideen betrachtet; worin besteht ihr Unterschied von andren Gattungen solcher Veranlassungen, und was für Vortheile verschaffen sie überhaupt?

Ich sagte vorher (§. 134.), die Zeichen, oder ihre Ideen machten eine dritte Gattung

der

der veranlassenden Ideen aus, und sie gewähren dem Menschen die allerwichtigsten Vortheile. In dieser Rücksicht will ich nun hier die zufälligen und natürlichen Zeichen in Erwägung ziehen, ohne mich dabey sogleich auf die bloß willkürlichen mit einzulassen.

Die Zeichenideen überhaupt, als Veranlassungen zu Ideen betrachtet, unterscheiden sich durch zwey besondre Eigenschaften, von den übrigen Gattungen der veranlassenden Ideen.

Erstlich, ist die Idee, die sie veranlassen, von mehreren Nebenideen allemal eine gewisse und bestimmte, und so oft das Zeichen oder die Zeichenidee wieder vorkommt, immer eben dieselbe. Alle andre Empfindungen und Ideen, haben zwar auch ihre Nebenideen, allein wenn sie nicht zugleich Zeichenideen sind, oder wenn nicht andre Umstände hinzutreten, so ist keine

klärer

klärer und vernehmlicher als die andre, oder es zeichnet sich keine vor der andren besonders aus. Die Seele wird nicht dadurch so wie durch Zeichenideen geleitet, ihre Aufmerksamkeit auf eine von den Nebenideen besonders zu richten, und noch weniger wird sie dahin gebracht, bey Wiederholung solcher Empfindung oder Idee, allemal auf eben dieselbe Nebenidee besonders zu achten. Empfindungen und Ideen, deren Gegenstand kein Zeichen ist, haben keine bestimmte Bedeutung.

Zweytens, ist es auch im geringsten nicht nothwendig, daß die Nebenidee, welche durch eine Zeichenidee veranlaßt wird, allemal eine ganze vormalige Empfindung sey. Denn ein Zeichen, kann von einer ganzen Empfindung, auch nur einen Theil, oder eine einzelne Idee bezeichnen. Wenn sodann die Zeichenidee wieder gegenwärtig wird, so bringt sie auch nur die einzelne Idee hervor, oder stellt sie klärer und vernehmlicher vor Augen als die übrigen Theile der ehmaligen Empfindung. In dem vorigen Beyspiele, zeichnet das Blöken, nur allein die Idee der Kuh, von der ganzen vormaligen Empfindung, dazu die Wiese, das Melken, die Milch, und so weiter gehörte, ganz besonders aus.

Diese beyden Eigenschaften der Zeichen, die allen Gattungen derselben gemein sind, konnten schon dem noch ganz rohen Menschen, wenn man ihn in seinem allerersten ursprünglichen Zustande betrachtet, so wohl in Hervorbringung als Behandlung seiner Ideen, ansehnliche Vortheile verschaffen, wenn man auch nur auf die zufälligen und natürlichen Zeichen sieht. Beyde Arten der Zeichen mußten sich von selbst in ihm erzeugen, und indem sie seine Aufmerksamkeit, unter mehreren Nebenideen einer Empfindung, auf eine einzelne bestimmte geradezu leiteten, so konnten sie ihn lehren, und nach und nach gewöhnen, sich von mehreren Nebenideen eine besonders klar vorzustellen, und folglich auch seine Aufmerksamkeit von andren abzuziehen. Die Wiederholung der Fälle, hat schon einigen Grad der Fertigkeit darin verschaffen können. Weiter kann ein Mensch auch schon allein durch diese beyde Gattungen der Zeichen, noch eher als er selbst einmal darauf achtet, schon dahin gebracht werden, von einer ganzen vormaligen Empfindung, nur eine einzelne Idee auszuheben, und selbige den Gegenstand seiner Aufmerksamkeit seyn zu lassen. Hierdurch wird seine Seele nach und nach geleitet, auch in andren Fällen eben so zu verfahren.

Endlich ist es auch eine nothwendige Folge, daß schon diese beyden Gattungen der Zeichen, so wohl die Veranlassungen zu Ideen, als auch überhaupt den jedesmaligen Inbegriff der gegenwärtigen Nebenideen sehr vermehren müssen.

Denn so wie die Zeichenideen die Bedeutungen hervorbringen, so bringen auch in der Folge die Bedeutungen, wenn etwa auf andre Wege gegenwärtige Ideen geworden sind, wiederum ihrerseits die Ideen der Zeichen hervor. Beyde verbinden sich auf vielfältige Art und Weise, nach und nach mit allen unsren übrigen Ideen, und helfen so den jedesmaligen Gesichtskreis der Seele mit mehreren Nebenideen und Aussichten bereichern.

§. 138.

Vergleichung der Menschen und Thiere, in Absicht der Vortheile, welche die Zeichen überhaupt beyden verschaffen können.

Die Thiere haben eben so wohl als die Menschen, bey einer jedweden Empfindung und ihnen gegenwärtigen Hauptidee, ihre Nebenideen, die nach Maaßgebung der natürlichen und erworbenen Mitwirksamkeit ihrer Nerven herbey geführt werden. Die Zeichen wür-

würden ihnen folglich eben die Vortheile bringen, die sie den Menschen verschaffen, wenn die Thätigkeit ihrer Seele auch noch von andren Ideen, als bloß von Gefühlen und Rührungen gereizt werden könnte.

Dieser wesentliche Unterschied zwischen den Menschen und Thieren, verursacht auch in Absicht der Zeichen, als Veranlassungen zu den Ideen betrachtet, sehr merkwürdige Verschiedenheiten zwischen beyden.

Da nur Gefühle und Rührungen, die Thätigkeit der Thierseelen reizen, so können auch die Thiere, von allen Nebenideen, die bey Gelegenheit einer Empfindung oder Hauptidee in ihnen entstehen, auf keine andre als allein auf solche achten, die entweder selbst eine Rührung sind, oder doch damit auf nähere Art verknüpft sind, und gleichsam ein Ganzes damit ausmachen. Sie können daher wohl die

Ideen von den Dingen haben, die dem Menschen Zeichen sind; wenn aber die Bedeutung davon, oder die Nebenidee der Zeichenidee, keine Rührung ist, oder damit nicht in Zusammenhang steht, so ist auch die Sache für sie kein Zeichen, und die Bedeutung davon kann in ihrer Vorstellung an Klarheit vor den übrigen Nebenideen nichts voraus haben; denn sie reizt in solchem Fall auf keinerley Weise ihre Aufmerksamkeit.

Ist dagegen die Bedeutung eines Zeichens, oder die Nebenidee der Zeichenidee entweder selbst eine Rührung, oder steht sie damit in Verbindung, so müssen die Zeichen in Ansehung der Thiere, eben so gut als in Ansehung der Menschen, Veranlassungen zu bestimmten Ideen seyn; und dann können solche Zeichen auch in Ansehung ihrer die dadurch beabsichtigten Endzwecke erreichen.

Hier=

Hieraus ist klar, daß die sinnlichen Dinge, die für die Thiere Zeichen seyn können, ihnen zwar gleichfalls den Vortheil verschaffen, daß sie in so fern zu bestimmten Ideen dadurch gelangen, weil sie aber auf die mit den rührenden Bedeutungen verknüpfte andre Arten der Ideen, keine Aufmerksamkeit wenden können, so kann sich auch dieser Vortheil nicht so weit erstrecken, daß sie dadurch geleitet würden, sich auch andre Nebenideen, die mit den Rührungen in keinem Zusammenhange sind, klärer vorzustellen, als sie sich ihnen von selbst, vermöge der Mitwirksamkeit der Nerven, darstellen. Eben so wenig können ihnen die Zeichen den Vortheil stiften, daß sie dadurch angewiesen werden sollten, eine einzelne Idee, aus einer ganzen vormaligen Empfindung auszuheben, und sie besonders zu beachten, weil jedwede vormalige Empfindung, ihnen allemal in so weit wieder ganz erscheinen muß, als sie vermöge der Mitwirksamkeit der Nerven hervorgebracht wird. Denn ihre Aufmerksamkeit, die nicht fähig ist, von bloßen Ideen gereizt zu werden, kann darin keine Verändrung vornehmen. Das Einzige, was die Zeichen in dieser Absicht ihnen leisten, besteht darin, daß die vormaligen Empfindungen sich ihnen von der Seite zeigen, von welcher sie dadurch sind gerührt worden.

Es verdient angemerkt zu werden, daß, so geringe auch die Vortheile sind, die nach unsrer Vorstellungsart den Thieren selbst aus diesen Zeichen zuzuwachsen scheinen, so wichtig doch selbige in Absicht des Nutzens sind, den die Menschen für sich selbst daher von den Thieren ziehen können. Denn es ist bekannt, daß wir die Thiere an gewisse Zeichen, die wir ihnen geben, gewöhnen können. Das heißt, wir können es dahin bringen, daß auf die Idee des Zeichens, die wir in den Thieren veran-

lassen,

lassen, sich ihnen eine gewisse Nebenidee vor andren klar vorstellt; und in so fern sie an solche Zeichen gewöhnt worden, in so fern sagen wir: daß sie uns verstehen. Dieß ist aber in keinem andren Falle möglich, als da, wo die Bedeutung entweder selbst eine Rührung ist, oder doch damit, oder mit einem Triebe (§. 79.) in Zusammenhang steht.

Wenn wir einem Hunde den Namen geben, oder ihn sonst gewöhnen wollen, auf ein gewisses Wort zu uns zu kommen, so verknüpfen wir seine Handlung des Kommens zu uns, mit der Idee des Zeichens dadurch, daß wir ihm entweder wirkliche Lockspeise vorhalten, oder doch eine ähnliche Bewegung mit der Hand vornehmen, und ihn zugleich rufen. So bald aber diese Verbindung des Zeichens mit der Handlung des Hundes einmal geschehen ist, so bedarf nur sein Namen genennt zu werden, und er kommt, weil die Bedeutung davon mit einer Rührung, oder der Idee eines Gefühls einmal verbunden ist, und in der Folge noch die Gewohnheit hinzukommt.

Es können uns also die Thiere in keinem andren Falle verstehen, als allein in dem, wo die Bedeutung des Zeichens, dessen wir uns bedienen, mit einer Rührung, oder einer damit in Beziehung stehenden Idee verknüpft ist, wozu wir sie, nach dem Grade, darin sie einer Abrichtung fähig sind, vorher gewöhnt haben müssen. Alle übrige Zeichen verstehen sie nicht, ja sie sind ihrer Natur nach unfähig sie verstehen zu lernen. Der große Unterschied, der sich hierin zwischen den Thieren findet, da manche Gattung derselben weit mehr Zeichen verstehen lernen kann, als andre, beruht darauf, daß einige Thierarten, einen entferntern Zusammenhang zwischen gewissen Gefühlen und Rührungen, und gewissen andren Ideen

gewahr=

gewahrnehmen, und also auch nicht allein weit mehr Zeichen, sondern auch diese weit leichter verstehen lernen können, als andre.

Uebrigens zweifle ich nicht, daß alle Erfahrungen, die in Ansehung der Thiere gemacht werden können, wenn man bis auf den Grund davon zurück geht, dasjenige, was hier vorgekommen ist, und ich nach meiner Absicht hier nicht weiter ausführen kann, bestätigen werden.

§. 139.
Von den Quellen, daraus der Gebrauch der Zeichen seinen Ursprung nimmt.

Ich habe also, ob gleich nur ins Allgemeine gezeigt, was für Wirkungen beyde Arten der unwillkürlichen Zeichen, in so fern sie als Veranlassungen zu Ideen angesehen werden, hervorbringen müssen. Weil es aber auch gewisse sinnliche Dinge giebt, wohin auch einige Arten der Zeichen gerechnet werden können, davon die Ideen, nicht allein Veranlassungen zu andren Ideen, sondern auch zu körperlichen Bewegungen werden können, und die dabey keine Gefühle und Rührungen sind; so kommen hier die Zeichen überhaupt noch von einer andren Seite in Betrachtung.

Die Erfahrung ist bekannt, daß nichts der Seele leichter ist, als Handlungen und Bewegungen zu veranlassen, die der Structur des des Körpers, den sie beseelt, gemäß sind, oder wozu der Körper von Natur schon geschickt ist. Zu solchen Handlungen bedarf die Seele keines so starken Reizes, als die Gefühle ihr geben. Eine bloße Idee einer solchen Handlung ist ihr schon Reiz und Anweisung genug dazu, weil die Hervorbringung derselben, ihr eben so wenig Mühe kostet, als die Hervorbringung einer Idee (§. 101.). Dergleichen Handlungen überhaupt sind Mienen, Gebärden, ein Laut,

eine

eine Bewegung dieses oder jenen Gliedes, und dergleichen mehr. Auch ohne vorhergegangene Idee, verursachen noch außerdem gewisse Gefühle, einen starken Drang zu einigen dieser Handlungen; worin, wie nebenher angemerkt werden kann, die Quelle der meisten natürlichen Zeichen, und des körperlichen Ausdrucks der Leidenschaften gesucht werden muß.

Man nehme einmal an, ein Mensch, der noch nicht zum Gebrauch der Sprache selbst gelangt wäre, lebte eine Zeitlang in der Welt. Die Empfindungen, die von allen Seiten auf ihn zuströmen, würden in kurzer Zeit alle seine Sinne und Gefühle in Wirksamkeit gesetzt, und schon manche Gemüthsbewegung und wohl gar Leidenschaft in ihm erregt haben. Es würden Umstände vorgefallen seyn, da er sich gefreut, geängstiget, erschrocken, verwundert, und betrübt hätte. Er würde auch nicht selten

ten zum aufmerksamern Anschauen der Pracht der Natur gereizt und aufgefordert worden seyn. Sollte es sich nun von ungefehr treffen, daß er in diesem Zustande, bey einer Gemüths-bewegung oder bey einer Empfindung, die vorzüglich seine Aufmerksamkeit gereizt hätte, eine oder die andre fühlbare Bewegung machte, so würde zu einer andren Zeit eben diese Bewegung, ohne Absicht hervorgebracht, jene Empfindungen und Rührungen mit ihren Umständen, bloß durch die Association der Ideen, auch wieder in ihm erwecken. Ja, wenn es geschehen sollte, wie es natürlich geschehen muß, daß er, bey Wiederholung eben derselben und ähnlicher Empfindungen, auch eben dieselben und ähnliche Gebärden oder Bewegungen machte, so würde die Wiederholung dieser Bewegungen sie so eigentlich an jene Empfindungen knüpfen, daß, da sie anfänglich dieselben mit allen Umständen der vormaligen ganzen Empfindung wieder hervorbringen mußten, sie nach und nach nur allein die Rührungen oder die Ideen von den Gegenständen, wodurch sie eigentlich veranlaßt worden, wieder erwecken, und sich auf diese Weise in den Rang der Zeichen erheben würden.

Hiernach scheint es mir wahrscheinlich, daß ein Mensch, wenn er auch taub und stumm gebohren ist, doch nach und nach zu einem ziemlichen Vorrath von Zeichen seiner Ideen, und das zwar von selbst und ohne fremden Unterricht, gelangen müßte.

Aus diesem allen erwächst nun für den Menschen, auch noch eher als er zum Gebrauch der Sprache selbst gelangt, der wichtigste Nutzen. Denn erstlich vermehren die Zeichenideen, überhaupt die Anzahl und den Inbegriff der Ideen, die er hat und gehabt hat. Und ob sie gleich an und für sich selbst eben nicht von Wich-

Wichtigkeit sind, so dienen sie doch zweytens dazu, den Zusammenhang seiner übrigen Ideen zu vermehren, und ihn bestimmter und weit genauer zu machen, als er sonst gewesen seyn würde. Dieß verdient eine nähere Betrachtung.

Die Zeichenidee führt eine andre klare Nebenidee bey sich, welches die Bedeutung des Zeichens ist, und das Zeichen selbst bringt beyde Ideen hervor. Die Bedeutung aber, wenn sie gleich nicht durch das Zeichen selbst, sondern auf eine andre Weise in der Seele als Idee erzeugt wird, zieht zugleich die Idee des Zeichens in den Gesichtskreis der Seele. Wenn nun Jemand schon viel Zeichenideen gehabt hat, so werden solche schon eben dadurch, auf mehr als eine Weise, mit seinen übrigen gehabten Empfindungen und Ideen verbunden, so daß ein solcher Mensch, wenn auch die Anzahl seiner Zeichenideen so gar groß nicht angenommen

nommen werden kann, doch nicht leicht eine Empfindung oder eine Idee haben wird, die nicht vermöge des Bandes der Aehnlichkeit, und andrer Verhältnisse, auch einige Zeichenideen zu Nebenideen haben sollte. Da nun alle Nebenideen, die mit einer gegenwärtigen Hauptidee zugleich erweckt werden, der Seele Aussichten geben (§. 133.), so wird ein solcher Mensch sich nicht leicht ganz ohne Aussichten auf Zeichenideen befinden. Und daraus entspringen bewundernswürdige Vortheile für den Menschen überhaupt.

Denn wenn der Mensch, nach seinem wesentlichen Charakter, seine Aufmerksamkeit auf eine jedwede Idee, die in seinem jedesmaligen Gesichtskreise liegt, richten kann, so ist er auch vermögend, jedwede Zeichenidee, die in seinen Aussichten sich befindet, zu seiner Absicht und zum Gegenstande seiner Aufmerksamkeit zu machen; das ist, er kann sie zu einer

mehreren Klarheit und Vernehmlichkeit erhe=
ben, sie seiner Gewahrnehmung gleichsam nä=
her bringen, und sie zur Hauptidee machen.
Und ist das geschehen, so ist nicht allein die da=
mit verknüpfte Bedeutung augenblicklich klar
und vernehmlich, sondern er ist auch eben so
bald im Stande, das Zeichen selbst, dafern
es eine von den vorerwähnten leichten Handlun=
gen ist, ohne weitre Zurüstungen zur Wirklichkeit
zu bringen. Wenn aber auch gleich ein Mensch
das Zeichen selbst nicht wirklich hervorbringt,
so ist doch nichts desto weniger die Bedeutung
desselben seiner Gewahrnehmung gegenwärtig,
weil solche nicht so wohl von dem Zeichen, sondern
vielmehr von der Zeichenidee unmittelbar erweckt
wird, und die Seele nicht auf diese letztre, son=
dern auf die vergleichungsweise reichhaltigere
Bedeutung Acht hat.

Auf diese Weise ist es begreiflich, daß ein
Mensch auch in dem rohen Zustande, worein ich

ihn

ihn vorher gesetzt, doch in den Stand kommen kann, den ganzen Vorrath seiner Zeichen, er sey groß oder klein, nach Gelegenheit der Umstände so in seine Gewalt zu bekommen, daß, wenn Veranlassungen dazu vorhanden wären, er sich derselben zu bedienen vermögend wäre.

Nun denke man sich aber einen solchen Menschen noch dazu in menschlicher Gesellschaft; man lasse Andre, theils zufälliger Weise, theils mit Vorsatz bemüht seyn, den Vorrath seiner Zeichen, es sey wodurch es wolle, zu vermehren, so wird der große Unterschied, der zwischen ihm oder zwischen einem Tauben und Stummen, und zwischen dem vollkommensten Thiere, das noch dazu am besten abgerichtet worden, allemal bleiben wird, noch deutlicher in die Augen fallen.

Zwar ist es an dem, daß einige Gattungen der Thiere, in dem Verhältnisse als ihre Aufmerksamkeit durch Ideen, die näher oder entfernter mit Rührungen und Trieben im Zusammenhange stehen, gereizt und geleitet werden kann, auch mehr oder weniger gewisse Zeichen in ihre Gewalt bekommen können, wovon diejenige Gattung Affen ein Beyspiel ist, die Schildwachen unter sich ausstellen, wenn sie Aepfel und andre Früchte rauben, und dann sich einander Zeichen geben, wenn sie Gefahr dabey bemerken. Allein die Naturgeschichte dieser und andrer dergleichen Thiere zeigt genugsam, in was für enge Grenzen ihr Vermögen, sich von selbst zum Gebrauch einiger Zeichen zu erheben, bey dem allen doch eingeschränkt bleibt. Es läßt sich bald erkennen, daß die Bedeutungen ihrer Zeichen, solche Ideen sind, die mit Trieb und Rührungen in sehr nahem Zusammenhange stehen. Eben so weiß auch der Hünerhund, der von einer noch geringern Gattung der Thiere ist, wenn er abgerichtet worden, durch gewisse Zeichen man=

manche Arten des Wildprets anzugeben. Diese künstliche Leitung seines Triebes aber beruht bloß auf Gefühl. Denn auf der einen Seite ist die Bedeutung des Zeichens, oder die Spur des Wildes, ein natürliches Gefühl und ein Trieb in ihm; auf der andern aber, wird die Idee des Zeichens und die Handlung, worin dasselbe besteht, durch wiederholte starke Gefühle, mit der Bedeutung verknüpft. Bey dem Papagay hingegen sind die Wörter, die er nachahmt, keine Zeichen; denn die Bedeutungen, die wir damit verbinden, sind mehrentheils solche Ideen, zu deren Bemerkung seine Seele keine Beachtsamkeit hat.

Alle Vorzüge des Menschen aber, die bisher aus der Natur der bloß zufälligen und natürlichen Zeichen hergeleitet worden, sind noch nichts in Vergleichung mit denen, die er sich selbst durch die Sprache, als dem vollkommensten Mittel seine Ideen zu bezeichnen, verschaffen kann.

Fünfte Abtheilung.

Von der menschlichen Sprache insonderheit, als dem vollkommensten Mittel der Ideenveranlassung.

§. 140.

Vom Ursprunge der menschlichen Sprache.

Sprache, ist im eigentlichen und allgemeinen Verstande jedweder Ausdruck, dessen Bedeutung eine Idee oder eine Empfindung überhaupt ist. In diesem Verstande haben nicht allein die Thiere eine Sprache, sondern auch die Stummen. Jede stärkere Leidenschaft, und fast jedwedes starke Gefühl, hat eine eigene Sprache, die als Natursprache angesehn werden kann. Es giebt eine Augensprache, eine Sprache durch Mienen, durch Ge-

Gebärden, und so weiter. Die Wortsprache hingegen entsteht erst denn, wenn gewisse Laute, nach Verschiedenheit ihrer verschiedenen Bedeutungen modificirt, begliedert, und nach dem Zusammenhange der Ideen, die sie bezeichnen sollen, in Verbindung mit einander gebracht werden. Unbedeutende Töne, sind in keiner Absicht eine Sprache.

Wenn man sich die wahrscheinlichste Art und Weise vorstellen will, wie die Menschen zum Gebrauch der Wortsprache haben gelangen können, so muß man bis auf den Ursprung des Menschengeschlechts in Gedanken zurückgehen. Man setze also im ersten Anfang desselben nur zwey Personen mit ganz ungebildeten Seelenkräften; aber dem Körper nach völlig ausgebildet, in jugendlicher Kraft und Stärke. Man setze sie in den mildesten und kraftvollsten Erdstrich, wo ihre noch geringe Bedürfnisse, leicht Befriedigung finden, wo die wilden Thiere, Fraß genug haben, um nicht nach Raub ausgehen zu dürfen, und der Hunger sie noch nicht genöthiget hat, ihre natürliche Schüchternheit vor den Menschen zu überwinden.

In diesem Zustande würden zwey Menschen nicht lange haben seyn können, ohne oft gedrungen gewesen zu seyn, ihre Empfindungen und Gefühle, in der Natursprache ausbrechen zu lassen. Verwunderung Eines über den Andern, Verwunderung über die Natur, die ersten angenehmen Empfindungen der Sinne und Gefühle, mancherley Leidenschaften, Freude, Verlangen und Genuß, würden ihnen nothwendig manche Miene und Gebärde, manchen Laut und manche Bewegung des Körpers abgelockt haben. Aehnliche Laute und ähnliche Gebärden und Mienen des Andren, würden eben die Rührungen und Empfindungen, die der Eine oder der Andre vormals dabey gehabt,

wieder

wieder erwecken, und so würde das erste Verstehen unter einander gewirkt worden seyn.

Hierdurch so wohl, als durch den Laut und das Geschrey der Thiere um sie herum, mußten sich nothwendig verschiedene Zeichen deen von mancherley Empfindungen, ganz von selbst in ihnen erzeugen, (§. 136.) und weil die Hervorbringung solcher Zeichen selbst keine Anstrengung und Mühe kostet, sondern Laut, Miene, Gebärde und körperliche Bewegung der Seele überaus leicht zu veranlassen ist, so mußte auch der Gebrauch der Zeichen selbst gleichen Fortgang mit ihrem Entstehen haben.

Wenn dem Menschen nur erst einige Laute, einige Mienen und Gebärden, und einige körperliche Bewegungen, wie nothwendig im Anfange geschehen mußte, zu Zeichen geworden sind, so kann es ihm gar nicht fehlen, er muß auch solche gar bald in seine Gewalt bekom

 men

men. Denn die Zeichenideen, die er nach und nach bekommen hat, fangen bald an, sich auf alle Art und Weise mit seinen Empfindungen und Ideen zu verbinden. Diese Verbindung bringt sie bey den meisten Gelegenheiten als Nebenideen in den Gesichtskreis der Seele, und mit der Zeit ist keine Idee mehr, die nicht von einigen Zeichenideen begleitet seyn sollte. Da sich nun die Beachtsamkeit auf jedwede Idee, die in dem Gesichtskreise der Seele liegt, wenden kann, so kann auch jedwede darin befindliche Zeichenidee klar und vernehmlich gemacht werden. Weiter aber braucht es nichts, um auch das Zeichen selbst in seiner Gewalt zu haben, denn so bald die Idee desselben klar gemacht werden kann, so kann es auch selbst, als eine leichte Handlung, hervorgebracht werden.

Mit dieser Stufe der Ausbildung des Menschen, kann man sagen, daß er schon anfange zu denken, ob wohl der Umfang seines Gedanken=

kenbezirks anfänglich nicht groß seyn kann. Erst war seine Thätigkeit, wenn er Gewahrnehmungen in sich erwecken wollte, bloß auf ganze Empfindungsideen eingeschränkt; er mußte von gegenwärtigen Empfindungen anfangen, und dann zu den angrenzenden, der Zeit und Folge nach fortschreiten; nahm er aber die Veranlassung von den Aehnlichkeiten und Verhältnissen seiner Ideen, so konnte er in Gefahr kommen, sich in Gedanken zu verlieren, denn seine Gewahrnehmungsthätigkeit schwärmte dann nur. Gegenwärtige Empfindungen und Gefühle konnten ihn nur wieder zu sich zurück bringen. So bald erst mehrere Zeichenideen beständig in dem Gesichtskreise seiner Seele anzutreffen waren, so konnte er nach allen den Aussichten, die sie ihm gaben, seine Thätigkeit wenden, und doch einen beständigen Leitfaden behalten. Seine Ideen waren nicht mehr Ideen ganzer Empfindungen, die Zei-

chen-

chenideen sonderten ihre Bedeutungen davon ab, und brachten nur Theile ganzer Empfindungen, oft nur Beschaffenheiten und Beziehungen derselben, zu seiner Gewahrnehmung.

So bald die ersten Menschen nur erst einige Schritte hierin gethan gehabt haben, so hat es ihnen nicht anders als leicht seyn können, sich auch zu dem zweyten Grade ihrer weitren Ausbildung herauf zu schwingen, und sich gleichmäßige Zeichen, für solche Empfindungen zu machen, die durch natürliche Zeichen noch nicht bezeichnet gewesen. Denn da sie überhaupt das Vermögen hatten, von einer zusammengesetzten ganzen Empfindung, ihre Aufmerksamkeit auf jedes einzelne Theil derselben zu wenden, (§. 129.) so mußten sie bald inne werden, daß, indem sie nur wenige von sich selbst entstandene und natürliche Zeichen hatten, sie vieles in ihren Empfindungen, was doch ihre Aufmerksamkeit zu unterscheiden im Stande gewesen, Einer dem Andren nicht so bezeichnen konnten, als sie es doch in Ansehung andrer Dinge zu thun vermögend waren. Dieses Bedürfniß mußte sie ganz natürlich, und ohne einmal darüber nachzudenken, dahin bringen, auch das, wozu ihnen die Zeichen fehlten, gleichsam aufs Gerathewohl zu bezeichnen, es mochte nun Einer den Andren sogleich schon verstehen oder nicht. War die Stimme nicht hinreichend, um sich verständlich genug zu machen, so werden Bewegungen, Mienen, und Gebärden zu Hülfe genommen worden seyn; und selbst der Andre, der etwas verstehen wollte, hat sicherlich von seiner Seite dazu geholfen, daß endlich beyde sich über die Bedeutung der Zeichen vereiniget und verständiget haben werden. In andren Fällen, hat wiederum der Eine die Zeichen des Andren nachgeahmt; und so hat der anfänglich kleine

Ver-

Vorrath von Zeichen, der in zwey Menschen von selbst entstanden ist, sich nach und nach leicht vermehren, und zu den zufälligen und natürlichen haben auf diese Weise auch noch willkürliche hinzukommen können.

Wenn die ersten Menschen nur erst den Gebrauch einiger weniger Zeichen für ihre Ideen gehabt haben, wie sie ihn nothwendig bald bekommen mußten, so hat es ihnen gewiß eben so wenig in der Folge schwer werden können, sich für noch mehrere Ideen neue Zeichen zu machen, als es den nachfolgenden Geschlechtern, und noch itzt uns schwer wird, für neue Ideen neue Wörter zu erfinden. Auch bekümmert mich die Frage nicht, wie die Menschen sich haben Zeichen und Sprache erfinden können, da beydes nicht ohne den Gebrauch des Verstandes erfunden werden kann; und der Gebrauch des Verstandes, seinerseits schon den Gebrauch der Sprache voraussetzt. Denn so

bald

bald die Frage recht bestimmt wird, so bald läßt sie sich nach dem vorhergehenden leicht beantworten. Man muß nur ausgebildeten Verstand und ausgebildete Sprache, von unausgebildeten Verstand und Sprache gehörig unterscheiden; und dann läßt sich einsehen, daß nach dem Charakter der menschlichen Seele beydes zugleich stufenweise ausgebildet werden kann.

Auf gleiche Weise scheint es auch sehr natürlich zu seyn, daß, bey dem täglichen Gebrauch der verschiedenen Zeichen, die Menschen bald anfänglich haben inne werden müssen, daß alle Zeichen, so bald die menschliche Stimme dabey zu Hülfe genommen wird, vor allen Arten andrer Zeichen, die meisten Vortheile ihnen verschaft haben, und daß sie dabey die bequemsten, leichtesten, und bereitesten gewesen sind. Zumal Zeichen, die durch die Stimme ausgedrückt werden, mehr als alle andre die

Eigen=

Eigenschaft besitzen, daß sich die Aufmerksamkeit der Seele dabey selbst nicht verweilt, sondern sogleich auf die bezeichnete Idee übergeht, und diese klar werden läßt (§. 136.).

Bey dieser Vorstellung der Sache, deuchtet es mir, ohne große Schwierigkeit begreiflich zu seyn, wie der Mensch nach und nach darauf gekommen, auch Gegenstände, die an sich selbst nicht tönen, mit tönenden Zeichen zu belegen, und sie dadurch dem Andren kenntlich zu machen; da überdieß ihm auch schon die Natursprache, Gefühle und Leidenschaften, folglich Dinge, die nicht tönen, durch Töne kenntlich werden läßt.

Das, was die Menschen im Anfange am meisten gehört haben müssen, sind Stimmen der Thiere gewesen. Bald fürchterliches Gebrülle, bald angenehmere Töne, und der Gesang der Vögel. Das eine hat ihnen Schröck und Entsetzen, das andre zufriedene und angenehme Empfindungen einflößen müssen. Die Nachahmung der Töne, die den Menschen so leicht, und daher so natürlich ist, wird sie nicht allein dahin gebracht haben, die Gegenstände solcher Empfindungen durch ähnliche Töne, so weit sie ihren Sprachorganen gemäß sind, andren Menschen zu bezeichnen, sondern sie wird sie auch sicherlich alsdann geleitet haben, wenn sie nicht eben die Idee der Gegenstände selbst, sondern nur die Gefühle des Furchtbaren und des Entsetzens, oder aber der Beruhigung, des Wohlwollens, und der freundlichen Geselligkeit, in Andren haben erwecken wollen. Ein Mensch, der sich dem Andren mit gefälligem Gefühl nahen wollen, wird in seiner Anrede, nicht das rauhe und fürchterliche Gebrülle der Thiere, sondern vielmehr die angenehmeren Töne, nach Verhältniß seiner Sprachorganen nachzuahmen gesucht haben; so wie es auf der andern

Seite natürlich ist, daß er den, dem er sich fürchterlich machen wollen, mit wildem und rauhem Geschrey angefallen haben wird.

Diese Muthmaaßung macht es wahrscheinlich, wie es auch noch andre Gründe bestätigen, daß die erste freundliche Sprache der Menschen, mehr Gesang als Rede gewesen; so wie es im Gegentheil auch noch heutiges Tages üblich ist, den Anfall seines Feindes mit einem furchtbaren Geschrey zu begleiten.

Man kann sich inzwischen doch leicht vorstellen, daß so wohl die Denkungsart als die Sprache der ersten Menschen, anfänglich sehr abgebrochen und wenig zusammenhängend gewesen seyn müsse. Ihre Sprache, die fast aus eben so viel Gebärden und Bewegungen des Körpers, als Tönen oder Wörtern bestanden haben wird, muß ungefehr eben so beschaffen gewesen seyn, als noch heutiges Tages die Sprache unsrer Seefahrer mit den wilden Nationen in neu entdeckten Inseln beschaffen ist. Alles, was die Umstände ihnen dargeboten, werden sie, so wie diese, zu Hülfe genommen haben, um sich nur einiger Maaßen einander verständlich zu machen. So bald man aber nur erst geneigt ist, sich einander zu verstehen, so bald nimmt der Eine sehr leicht die Zeichen des Andren an, und so ist ihre Sprache so wohl an Wörtern als an andren Zeichen nach und nach immer reicher geworden.

Es ist auch überaus wahrscheinlich, daß, da die ersten Menschen bald zum Gebrauch einiger Zeichen ihrer Ideen haben kommen müssen, und da sie dabey sehr leicht die Vortheile solcher Zeichen, welche durch die Stimme hervorgebracht werden, haben inne werden können, sie auch sehr bald es sich zum eigentlichen Geschäfte werden gemacht haben, alle Dinge um sich herum, mit Tonzeichen oder

Benennungen zu belegen, und dieses Geschäf=te, das so sehr zum gemeinschaftlichen Nutzen gereichte, hat vermuthlich einen geschwinden Fortgang gehabt. Wie glücklich oder unglück=lich aber die ersten Erfinder darin gewesen, kann mit Zuverläßigkeit nicht ausgemacht wer=den, da sich nicht unwidersprechlich darthun läßt, welche von den bekannten Sprachen, ei=gentlich die allererste gewesen, und es noch die Frage ist, ob überall von derselben mehr, als einige wenige Wörter, die in verschiedenen Sprachen zerstreut liegen, auf uns gekom=men ist.

So viel ist indessen gewiß, daß, weil die Sprache so wohl das Mittel ist, unsre Ge=danken in uns selbst zu bilden, als auch das Werkzeug, sie Andren mitzutheilen, ihre Aus=bildung mit der Ausbildung der Fähigkeiten der Seele, allemal in gleichem Schritte fort=gehn muß. Die eine muß nothwendig der an=

dren

dren die Hand bieten, und keine kann eine Vollkommenheit erlangen, ohne daß dadurch nicht auch die andre gewinnen sollte. Die Sprache eines Volks, ist daher zugleich seine Art zu denken; und das Studium der Sprache einer Nation, ist das Studium des Umfangs ihrer Begriffe, ihrer Vernunft, Weisheit, und Vorurtheile.

§. 141.
Von den Vortheilen, welche die Sprache überhaupt den Menschen verschafft.

So reichhaltig auch an interessanten Untersuchungen die erste Entstehung und Bildung der menschlichen Sprache ist (*), so darf ich

 mich

(*) Außer des Herrn Herders lesenswürdigen Preisschrift, über den Ursprung der Sprache, verdient hierbey eine vorzügliche Aufmerksamkeit, des Herrn Lamberts Semiotik, im zweyten Bande seines neuen Organon, und die zweyte Abhandlung in der Sammlung der Preisschriften über den Einfluß der Spra-

mich doch dabey nicht langer aufhalten. Meine Absicht geht nur dahin, die menschliche Sprache und die Wörter darin, als die vornehmste und wichtigste Gattung der Ideenveranlassungen kenntlich zu machen, und dabey zu zeigen, wie der Mensch dieselbe mehr oder weniger in seine Gewalt bekommen, und unvermerkt dadurch zu willkürlichen Zeichen gelangen kann. In dieser Absicht mußte die Möglichkeit gezeigt werden, daß der Mensch sich von selbst Ideenzeichen durch die Stimme zu bilden im Stande sey, und das erforderte vorher eine Untersuchung der Natur solcher Zeichen, die sich von selbst erzeugen, und auch

ohne

Sprache in die Meynungen eines Volks, u. s. w.; wie auch des Herrn Sulzers Zergliederung des Begriffs der Vernunft, und seine Anmerkungen über den gegenseitigen Einfluß der Vernunft in die Sprache, und der Sprache in die Vernunft.

ohne alle fremde Hülfe den Menschen stufenweise dahin bringen können, sich noch mehrere selbst zu verschaffen. Daraus ließ sich die Folge ziehen, daß, so bald der Mensch nur erst wenige Zeichen mit seinen täglichen Ideen zu verbinden im Stande ist, so bald auch die Ideen dieser Zeichen, mit allen seinen Empfindungen und Ideen in Zusammenhang treten, und darauf als Nebenideen mit jedweder Hauptidee sich wahrnehmen lassen müssen. Die Seele hat dann, nach ihrem wesentlichen Charakter, das Vermögen, auch diese Nebenideen klar zu machen, und das Zeichen selbst, entweder sinnlich oder in Gedanken hervorzubringen; und so kann dann der Mensch die Zeichen selbst in seine Gewalt bekommen, und wird Herr der Sprache.

Ich sagte vorher (§. 134.), daß ich dem Menschen, der zwar die beyden ersten Gattungen der Ideenveranlassungen, aber nicht die

Zeichen in seiner Gewalt hätte, noch viel zu viel Vortheile, in Absicht seines Denkens eingeräumt hätte; und ich denke, ich habe nicht zu viel gesagt.

Es abstrahire einmal Jemand, so weit es möglich ist, von allen Worten und willkürlichen Zeichen, und versuche, ob er sodann in dem Verfolg seiner Ideen, wenn er auch von der reichhaltigsten Empfindung ausgeht, weit kommen werde. Gewiß, seine Ideen werden sich sehr bald in Dunkelheit verlieren, und sein Nachdenken wird bald aufhören. Gesetzt aber, er könnte auch die Reihe solcher Bilder, durch angestrengte Aufmerksamkeit und Stärke der Einbildungskraft eine Zeitlang verfolgen, und mit Bildern sich bloß anschauend unterhalten; wie selten wird ihm das gelingen! da unsre Nerven zu dieser Art der Anstrengung höchst selten, und nie lange geschickt sind. Daß aber dazu eine starke Anstrengung erforderlich ist, läßt sich unleugbar fühlen.

Ohne einigen Gebrauch der Zeichen, hätten wir in der That es nicht in unsrer Gewalt, eine gehabte Empfindung, oder die Idee einer abwesenden Sache, nach Belieben wieder in uns zu erwecken. Der einzige Weg, der uns dazu offen bleiben würde, wäre der Weg, den der Zusammenhang anschauender Ideen uns weiset. Grenzte eine vergangene Empfindung nicht irgendwo mit der gegenwärtigen, und wäre sie ihr in keinem Stücke ähnlich, stimmte mit ihr in keinem überein, so hienge es nicht von unsrem Belieben ab, sie zurück zu rufen. Ohne Zeichen sind wir keines Vorsatzes fähig, der sich über die Grenzen der anschauenden Nebenideen einer gegenwärtigen Empfindung erstreckt; und unsre Willkür kann über den engen Bezirk dieser jedesmaligen Nebenideen, ihren Wirkungskreis nicht ausdehnen. Ohne Zeichen ist die Seele nicht im Stande, Entwürfe von Unternehmungen zu machen, davon die Ausführung, eine Menge auf einander folgender zusammengesetzter Handlungen erfordert; denn die ganze Zukunft, die ein Mensch, der nicht einigen Gebrauch der Zeichen hat, zu übersehen im Stande ist, kann weder entfernter noch ausgebreiteter seyn, als seine Aussichten; und diese können unstreitig, nichts weiter enthalten, als die nächsten anschauenden Nebenideen einer gegenwärtigen Hauptidee. Seine Furcht so wohl als seine Hofnungen, müssen in diesen engen Grenzen eingeschlossen bleiben, und sein Verhalten, das sich darnach bestimmen soll, kann keine andre als sehr einfache Regeln haben, und seine Handlungen sind folglich nur einer sehr geringen Moralität fähig. Allgemeine Begriffe, Künste und Wissenschaften, kann er gar nicht erlangen; und wodurch wollte, oder könnte er sein Ansehn über die Thiere behaupten, da er, von den meisten Seiten betrachtet, auf diese Weise nichts besser als die Thiere zu seyn scheinen würde, von andren Seiten aber weit schlimmer noch, als sie, daran seyn würde, da seine Seelenthätigkeit nicht, wie die ihrige, so individuell und sicher durch natürliche unzuverkennende Triebe bestimmt und geleitet wird? Mit einem Worte, die vortrefliche und erhabene Natur der Seele des Menschen, wodurch er sich an Würde, Erkenntniß und Macht, so weit über alles, was auf Erden lebt, erheben kann, würde verkannt und unbemerkt in Dunkelheit vergraben liegen.

So, und nicht anders, würde der Zustand des Menschen seyn, wenn er gar keinen Gebrauch einigerley Art Zeichen seiner Ideen hätte. Aus diesem Zustande erhebt sich der Mensch nur nach dem Maaße, als er immer mehrerer und vollkommnerer Zeichen seiner Ideen mächtig wird.

wird. Es giebt zwar einige Gattungen vollkommnerer Thiere, die nicht ganz ohne allen Gebrauch von Zeichen sind, dadurch sie sich auch nicht allein mancherley Vortheile verschaffen, sondern auch zugleich andren ihre Gefühle und Bedürfnisse, mehr oder weniger, zu verstehen geben können. Allein, auch die vollkommenste Gattung der Thiere, hat doch keine andre Zeichen in ihrer Gewalt, und kann auch zu keinen andren abgerichtet werden, als allein zu solchen, davon die Bedeutungen entweder selbst Rührungen sind, oder die doch damit auf eine anschauende Weise in Verbindung stehn. Dagegen aber ist der Mensch vermögend, sich bis zum Gebrauch solcher Zeichen heraufzuschwingen, davon eine jede Art der Ideen die Bedeutung seyn kann. Um deßwillen muß der Taube und Stumme auch über die vollkommensten Thiere immer weit erhaben bleiben, und er wird, bey einem angemessenen Unterrichte,

richte, zu Handlungen und Geschäften fähig seyn, wozu kein Thier je gebracht werden wird.

Nichtsdestoweniger aber wird der Taube und Stumme, bey übrigens gleichen Umständen, doch noch weit unter dem Wilden erniedriget bleiben, der auch nur die ärmste Wortsprache besitzt, weil keine andre Mittel, die Ideen zu bezeichnen, das jemals leisten können, was die Sprache überhaupt leistet.

Die Sprachen bestehen aus Wörtern, davon die Bedeutungen entweder Empfindungen und Ideen sind, oder aber sie zeigen bloß den Zusammenhang, die Verhältnisse und Modificationen derselben an. Die Wörter sind Ideenzeichen, und in diesem Betracht läßt sich dreyerley dabey bemerken. Erstlich, das Zeichen, oder das Wort selbst, und seine Hervorbringung; zweytens, die Wortidee, oder die Empfindung, die bloß unmittelbar durch das

Wort selbst erzeugt wird; und drittens, die Bedeutung des Worts, oder die bezeichnete Nebenidee der Wortidee. Die unmittelbaren Wortideen stellen sich an sich selbst der Seele sehr leicht dar, und ihre Erzeugung kostet den Vorstellungsnerven so wenig Anstrengung, als die Aussprache des Worts selbst den Sprachorganen die geringste Mühe macht; und ob auch gleich die Wortideen nicht im mindesten die Aufmerksamkeit der Seele auf sich selbst verweilen lassen, sondern vielmehr dieselbe sogleich auf die Bedeutung selbst leiten, so macht sich doch der geringste Unterschied darin so gleich faßlich, und führt wiederum andre Nebenideen herbey. Das alles sind so vortheilhafte Beschaffenheiten der Wortsprache, daß sich keine andre Art der Zeichen erdenken läßt, die eben so bequem und leicht, eben so einfach, und doch so unendlich modificabel wäre. Dabey können auch die Wörter noch den besondren

Ver-

Vortheil gewähren, daß sie in allen ihren Abänderungen und Beugungen, Zusammensetzungen und Trennungen, bedeutend seyn können.

Die Wortideen, sind nicht nur das Mittel, die durch sie bezeichneten Ideen aufs genauste unter einander zu verbinden, sondern sie verbinden sich auch selbst so wohl der Folge als der Aehnlichkeit nach auf die leichteste Weise. Sie sind leicht hervorzubringen, und eben so leicht bringen sie selbst ihre Bedeutungen zur Gewahrnehmung der Seele; um deßwillen sind sie auch das allergeschwindeste und leichteste Mittel, um sich mit Ideen zu unterhalten, oder überhaupt zu denken. Die Modificationen der Wörter, ihr Zusammenhang, ihre Aehnlichkeit unter einander, ihre ursprüngliche so wohl als ihre darauf gebaute und zusammengesetzte Bedeutung, sind Veranlassungen, um in einem Augenblicke, die Ideen der Seele, von einem Weltpole bis zum andren, durch uner=

unermeßliche Weiten zu führen, und alle Weltalter mit einander in Verbindung zu bringen.

Sind erst einmal unsre gewöhnlichsten und täglich vorkommenden Empfindungen und Ideen, an Wörter und Wortideen gebunden, so ist weiter kein Augenblick unsers Lebens mehr, so lange wir wachen und gesund sind, in welchem nicht die unaufhörlich auf uns zuströmenden Empfindungen und Gefühle, zugleich eine Menge Wortideen, als Nebenideen davon, unsrer Gewahrnehmung zuführen sollten: selbst im Traume wird die Einbildungskraft, so wie sie Empfindungsideen erweckt, auch zugleich Wortideen in Menge erwecken; und diese uns auf diese Weise allezeit gegenwärtige Wortideen, bereichern unsre Gewahrnehmung nach allen Weltgegenden hin mit Aussichten, und verschaffen uns die nicht genug zu bewundernden Vortheile, daß wir nach

Gele-

Gelegenheit der weitren Veranlassungen, über welche Materie wir wollen, denken und sprechen können.

Und gesetzt auch, wir erhielten irgend woher bloß anschauende ganz neue Empfindungen und Ideen, die noch mit keinen Wörtern bezeichnet wären, so würden doch, vermöge des Zusammenhangs der Uebereinstimmung und und Aehnlichkeit, viel andre mit Worten bereits bezeichnete Empfindungsideen, und also auch die Wortideen davon, als Nebenideen herbey geführt werden müssen; und die Seele würde auch in diesem Fall allemal Wortideen in ihrem Gesichtskreise finden, die sie in den Stand setzten, entweder die gegenwärtige neue Empfindung nach diesen ähnlichen Nebenideen zu beschreiben, oder dieselbe selbst nach der Aehnlichkeit mit einem, von der Nebenidee geliehenen Worte zu bezeichnen. Und hierin liegt eine von den Quellen der uneigentlichen Benennungen und Mataphern.

Auf diese Weise läßt es sich, meines Erachtens, begreiflich machen, daß die Sprache überhaupt nicht allein bloß durch die natürlichen Fähigkeiten des Menschen hat entstehen, und darauf nach und nach eine immer weitre Ausbildung bekommen müssen, sondern auch, daß sie noch künftig sehr ansehnlicher Verbesserungen überhaupt fähig ist; denn mit dem Reichthum und der Vollkommenheit der Ideen, und der Denkungsart, steigt auch der Reichthum und die Vollkommenheit der Sprache, und wir stehen sicherlich noch lange nicht auf der höchsten Stufe der Vollkommenheit menschlicher Erkenntniß.

Sechste Abtheilung.

Vom Bewußtseyn.

§. 142.

Vom Ursprunge der Geistesfähigkeiten des Menschen überhaupt.

Wenn die menschliche Seele in so fern ein Geist genennt wird, als sie durch unleugbare Vorzüge von den Seelen der Thiere unterschieden, und weit edler und vollkommner ist, als diese sind, so muß zu Folge dessen, was vorher über diese Vorzüge gesagt worden, das Geistige derselben, allein in der Beachtsamkeit gesetzt werden (§. 129.). Ein Geist wird also eine Seele seyn, die von so vorzüglich reizbarer Natur ist, daß jede Art der Ideen, ihre Aufmerksamkeit erregen, sie thätig machen, und zu Handlungen bewegen kann.

Alle Fähigkeiten des Menschen, in so weit sie in der Beachtsamkeit seiner Seele ihren Grund haben, und daraus entspringen, sind Geistesfähigkeiten; und hiernach versteht es sich von selbst, daß die Thiere solche Fähigkeiten in so fern nicht besitzen können.

Stellt man sich einen Menschen vor, dessen Geistesfähigkeiten noch alle ganz ungebildet und roh sind, der aber doch dabey schon zu einigem Gebrauch der Sprache gelangt wäre, so muß so gleich an ihm zu bemerken seyn, daß alle seine übrige Geistesfähigkeiten, nach Gelegenheit der Umstände, worin er sich befindet, und der Bedürfnisse, welche er fühlt, sich mehr oder weniger geschäftig erweisen werden. Er wird Witz und Verstand, Erfindung, Vernunft, Geschmack, Beurtheilung, moralisches Gefühl und Freyheit äußren, je nachdem es die Umstände, und die mehreren oder wenigern Kenntnisse, die er nach und nach von der Welt, und ihren Beziehungen auf ihn selbst erlangt hat, mit sich bringen werden.

So bald man erst in der philosophischen Geschichte der Menschheit bis so weit gekommen ist, daß die Quelle des Unterschiedes zwischen den Menschen und Thieren entdeckt, und daraus der erstren vorzüglichste Geistesfähigkeit, der Gebrauch der Wortsprache, hergeleitet worden, so scheint es sodann ziemlich gleichgültig zu seyn, in welcher Ordnung weiter darin fortgefahren wird. Denn es können doch nicht alle übrige Geistesfähigkeiten zugleich abgehandelt werden, obgleich keine für sich selbst ausgebildet werden kann, ohne daß zugleich die übrigen alle Vortheil davon ziehen, und alle von einer gewissen Seite zugleich bearbeitet werden müssen. So wahr dieses überhaupt ist, so kann doch nicht geleugnet werden, daß der allgemeine Einfluß, den eine jede Geistesfähigkeit auf die andre hat, sich nicht gleich stark auf alle andre ausbreite, und daß immer die Vollkommenheit der einen mehr als der andren, die vorgängige Ausbildung gewisser andren Geistesfähigkeiten voraussetze. Und das soll hauptsächlich die Ordnung, der ich folgen werde, bestimmen helfen.

§. 143.
Vom Bewußtseyn überhaupt.

Bey der Untersuchung der Möglichkeit, und der Art und Weise, wie der Mensch zum Bewußtseyn seiner selbst gelangen könne, muß er so genommen werden, wie er aus den Händen der schaffenden Natur kommt; roh und ungebildet in Absicht seiner Geistesfähigkeiten, und ganz ohne alle Erfahrung. Ein solcher Mensch fängt also mit reinen Empfindungen allein sein Daseyn an. So lange er bloß sehen und hören sollte, so lange müßte es ihm unmöglich bleiben, sich selbst von diesen Empfindungen zu unterscheiden, und darin die Idee seiner

selbst

selbst gewahrzunehmen, ob ihm gleich als Mensch, die Beachtsamkeit sogleich zugestanden werden muß. Denn in den Empfindungen des Gesichts und Gehörs, liegt an sich selbst weder die Empfindung und die Idee der Wirklichkeit eines äußren Gegenstandes, noch unsers Körpers, und folglich können auch diese Ideen, von der Beachtsamkeit darin nicht entdeckt werden. So bald aber die Empfindungen des Fühlens, und die äußren Gefühle in einem Menschen zugleich wirksam sind, so bald geht in seiner Seele ein neues Licht auf; er wird sich selbst gewahr, und zugleich, daß er wirkliche Empfindungen hat. Denn in den Empfindungen des Fühlens, liegt nicht allein die Idee des gefühlten Gegenstandes außer uns, sondern auch die Idee unsres Körpers (§. 48.), und in den Gefühlen ist das Selbstgefühl allemal enthalten. Zum Glück, kommen wir nicht so bald auf die Welt, als wir überall fühlen, und auch nothwendigrr Weise von verschiedenen Gefühlen betroffen werden. Es kommt also nur darauf an, daß der Mensch diese Ideen, die ihm unausbleiblich zugeführt werden, von einander unterscheide.

Wäre aber zu dieser Unterscheidung auch nicht schon Grund genug in seiner Beachtsamkeit zu finden, oder sollte dieselbe, da der Mensch nicht bald genug zum Bewußtseyn erhoben werden kann, noch zu langsam wirken, so ist doch auf der andren Seite von der Natur schon genugsam dafür gesorgt worden, daß er nicht lange, ohne die Idee von seinem eigenen Selbst zu erlangen, bleiben sollte. Denn das so natürliche und unvermeidliche Befühlen unsres eigenen Körpers, enthält diese Idee zwiefach (§. 48.), und kann, da wir mit dem Vermögen, auf eine jedwede Idee aufmerksam zu seyn, begabt sind, nicht übersehen werden, zumal noch überdieß die häufigen Gefühle, deren

Ideen uns immer selbst interessiren (§. 95.), eine sehr vernehmliche Anweisung geben, die Idee unsers Selbst, von der Idee der äußren Gegenstände zu unterscheiden. Es kann also nicht fehlen, auch der roheste und ungebildeste Mensch muß bey seinen Empfindungen, sehr oft die begleitende Idee von Sich selbst haben, und er kann diese Idee, da sie bald mit dieser bald mit einer andren Empfindung verbunden ist, auch in gewissen Gefühlen oft allein erscheint, unmöglich verkennen, und sie mit andren Empfindungen für Eins halten; oder seine Seele hätte keine Beachtsamkeit, und er wäre kein Mensch.

Auf gleiche Weise, wie uns die Gefühle zum Bewußtseyn verhelfen, verhelfen uns auch dazu alle andre wirkliche äußre Empfindungen. Denn so bald durch gemeinschaftliche Wirkung aller Sinne, die Empfindungen erst so weit berichtiget sind, daß wir sie von Ideen, die keine Empfindungen sind, unterscheiden können, so finden wir in einer jedweden äußren Empfindung, die Idee von Etwas, das außer uns ist, und die Empfindung in uns verursacht hat. Wir unterscheiden also eben dadurch die Empfindungen von uns selbst, und gelangen so zum Bewußtseyn unsrer Selbst. Und hierin liegt zugleich einer der wichtigsten Vortheile, den die wirklichen Empfindungen dem Menschen zuwege bringen.

Der ganz ungebildete Mensch also, der Mensch, der von bloß reinen äußren Empfindungen alle seine Erkenntniß anfängt, wird auf diese Weise doch bald im Stande seyn, die Idee von seinem eigenen Ich zu erlangen, sie von den damit verknüpften wirklichen Empfindungen zu unterscheiden, und, daß jene mit diesen nicht Eins sind, gewahr zu werden.

Aus diesem allen erhellet zugleich, daß die Idee von unsrem Ich, keine leidende, sondern eine

eine thätige Idee, und eine Handlung der Seele ist. Denn ob sie gleich in unsren Empfindungen und Gefühlen, und also in leidenden Ideen mit enthalten ist, so kann sie doch als eine eigene besondre Idee, nicht anders der Seele vernehmlich und klar werden, als wenn die Aufmerksamkeit oder Thätigkeit auf sie besonders wirkt, und sie also durch diese Handlung, zur eignen Idee, und zu einem Ganzen für sich selbst erhoben wird. Die Aufmerksamkeit auf diese Idee, und die dadurch gewirkte Absondrung derselben von den Empfinpfindungen, worin sie liegt, ist nicht ein Geschäfte, wozu die Seelen der Thiere fähig sind (§. 130.). Es ist also die Idee, die wir uns von Uns selbst machen, eine Handlung, die der menschlichen Seele, in so fern sie ein Geist ist, zugeschrieben werden muß. Da nun das Bewußtseyn diejenige Handlung des Geistes ist, wodurch wir uns, oder die Idee von uns, von

den

den übrigen Ideen, die uns beschäftigen, auf eine vernehmliche und deutliche Weise unterscheiden, so läßt sich aus dem vorigen begreifen, wie der Mensch zum Bewußtseyn seiner Selbst habe gelangen müssen.

Bey dem allen aber bleibt es doch gewiß, daß, so lange der Mensch die Idee, die er von sein Selbst hat, nicht mit einem Zeichen oder Namen belegt, so lange wird sich dieselbe ihm auch nicht recht klar und vernehmlich, von andren Empfindungen abgesondert, darstellen. So bald aber diese Idee durch ein Wort bezeichnet wird, so bald bekommt er es in seine Macht, sie so lange, als er will, den Gegenstand seiner Aufmerksamkeit seyn zu lassen.

Auf eben diese Weise erzeugt sich die mit dem Bewußtseyn ähnliche Idee des Selbstgefühls. Wir fühlen uns nämlich selbst in allen Gefühlen, und die Idee von uns, in so

fern

fern wir es sind, die ein gewisses Gefühl haben, liegt in jeglichem einzelnen Gefühl (§. 95). Die Beachtsamkeit des Menschen, kann von dieser Idee, so wie von jeder andern, gereizt werden; die Aufmerksamkeit kann sich darauf richten, sie vor andren vernehmlich machen, und sie dadurch von den übrigen Zuthaten einer gegenwärtigen Rührung absondern; sie kann mit einer Benennung bezeichnet werden, und sodann heftet die Aufmerksamkeit sie vor sich hin, und setzt sich dadurch in den Stand, die verschiedenen Beziehungen, die selbige auf uns hat, von denen zu unterscheiden, die am Bewußtseyn im Ganzen bemerkt werden.

Es verdient noch bemerkt zu werden, daß wir den äußren Gefühlen, und den Empfindungen des Fühlens, das Bewußtseyn unsrer selbst unmittelbar zu danken haben. Dagegen aber können die Empfindungen der übrigen Sinne, in so fern sie nicht mit einem Fühlen

selbst

selbst verknüpft sind, uns nicht anders zum Bewußtseyn bringen, als bis wir erst vergewissert sind, daß diese Empfindungen wirkliche Empfindungen, und nicht bloße Ideen sind, oder daß sie durch wirkliche äußre Gegenstände veranlaßt worden sind. Ohne äußre Gefühle, und ohne Empfindungen des Fühlens, würde der Mensch nie zum Bewußtseyn seiner selbst gelangen, und von seinem Ich, nie eine Idee haben. So bald er aber zum Bewußtseyn gelangt, so bald ist auch der Grund zur Unterscheidung aller übrigen Verschiedenheiten in seinen Ideen gelegt.

§. 144.
Vom begleitenden und fortgesetzten Bewußtseyn unsrer selbst; und vom Bewußtwerden unsrer Ideen.

Die Unterscheidung der Idee unsres Selbst, von andren gegenwärtigen Empfindungen und Ideen, ist das begleitende Bewußtseyn.

Das

Das aber würde allein dem Meuschen wenig nützen, wenn er nicht auch ein fortgesetztes hätte. Wir würden unbedeutende Geschöpfe seyn, wenn wir nichts mehr fähig wären, als die Idee von Uns selbst, zwar in jedem Augenblick, aber immer abgebrochen, und in keinem Zusammenhang zu besitzen, und wenn wir uns zwar von unsren Empfindungen und Ideen unterscheiden könnten, dabey aber nicht zugleich auch in dem folgenden Augenblick die Idee haben könnten, daß wir eben dieselben sind, die wir in dem vorhergehenden Augenblick gewesen sind.

Könnte der Mensch das nicht, so lebte er nur das Leben eines Augenblicks. Die Zukunft sähe er nicht, und das Vergangene läge für ihn in tiefster Nacht eingehüllt.

Um aber den Menschen vor diesem Zustand zu bewahren, und ihm zum fortgesetzten Bewußtwußtseyn Seiner selbst zu verhelfen, und darin zu unterhalten; hat die Natur mit bewundernswürdiger Weisheit, den Zusammenhang unsrer Nerven so zugerichtet, das sie, wie oben gezeigt worden, auf vielfache Art und Weise die Beschaffenheit der Mitwirksamkeit erlangen, und dadurch das allerwichtigste für den Menschen, die Association der Ideen, bewirken (§. 86. 91. 108.).

Wenn die ersten Menschen durch Empfindungen des Fühlens, und durch Gefühle, heute zur Idee von Sich selbst, und zum begleitenden Bewußtseyn gelangt sind, so bringt ihnen morgen jedwedes Gefühl, jedwede Empfindung des Fühlens, die heutige Idee ihres Selbst wiederum vor Augen, und sie werden gewahr, daß diese Idee, ungeachtet mancher Umstand dabey von den gestrigen verschieden ist, dennoch heute eben dieselbe ist, die sie gestern war. Dieß zieht die nothwendige Folge

nach

nach sich, daß sie sich selbst, als eben dieselben, die sie waren, ansehn müssen. Kommt aber vollends noch hinzu, daß die Idee von dem Selbst, erst mit einem Zeichen belegt, oder mit einem Worte benennt ist, so muß nothwendig diese Zeichenidee, indem die Bedeutung derselben, oder die damit verbundene gegenwärtige und vergangene Idee unsres Ich, täglich unzählige Mal vorkommt, mit allen unsren übrigen Ideen, so wohl anschauenden als Zeichenideen, in so vielfältige und genaue Verbindung treten, daß nicht leicht irgend eine Idee gegenwärtig seyn kann, wobey nicht auch die Zeichenidee unsres Ich, in den Aussichten der Seele liegen, und so bald es die Umstände erfordern, vernehmlich gemacht werden sollte (§. 141.).

Auf diese Weise kann denn also der Mensch die Idee seines Ich, bey der geringsten Veranlassung, davon sich immer eine oder mehrere in jedweder Empfindung und Idee finden, klar und vernehmlich machen, und so zum fortgesetzten Bewußtseyn seines Selbst gelangen.

Nicht allein die anschauende Idee unsers Ich, sondern auch die Zeichenidee davon, kann also fast durch jedwede Art der Vorstellungsnerven, als eine Nebenidee gewirkt werden; und daraus entsteht der für uns wichtige Vortheil, daß nicht allein die Idee unsres Ich, fast durchgängig bey allen unsren Ideen und Handlungen gegenwärtig ist, sondern daß wir auch nicht so leicht durch Alter und Schwachheit, oder durch Nervenkrankheiten, um das fortgesetzte Bewußtseyn unsrer Selbst gebracht werden können. Nichts desto weniger aber giebt es doch Erfahrungen, daß dergleichen Krankheiten das Bewußtseyn auf längre oder kürzere Zeit vernichtet haben. Man findet Beyspiele, daß Personen in solchen Krankheiten sich gar nicht mehr haben erinnern können, wer sie

sind,

sind, noch wer sie vorher gewesen. Welches, nebenher gesagt, die vorgetragene Theorie der Physik des Bewußtseyns zu bestätigen scheint.

In dem fortgesetzten Bewußtseyn unsrer selbst, besteht nicht allein unsre Persönlichkeit, sondern es folgt auch daraus, daß wir uns der übrigen Ideen, die wir haben, bewußt seyn können; oder vielmehr das Bewußtseyn unsrer selbst ist, von einer andern Seite betrachtet, zugleich das Bewußtseyn unsrer Ideen. Haben wir in einer Empfindung, die mit einem Fühlen oder einem Gefühl vereinigt ist, erst die Idee unsres Ich wahrgenommen, so werden wir auch zugleich gewahr werden, daß das übrige, was noch sonst in der Empfindung enthalten ist, nicht zur Idee unsres Ich gehöret, und daß in uns das Ich, eben dasjenige ist, was die Empfindung hat; oder daß wir es sind, die diese oder jene Empfindung und Idee haben.

Auch hier leistet uns die Bezeichnung der Ideen wieder die größten Dienste. Denn dadurch wird die Idee, welcher wir uns bewußt werden wollen, von der Seele gleichsam von neuem aufgegriffen, und der Aufmerksamkeit auf die bequemste Weise vorgehalten; da sodann die Verschiedenheit dieser Idee, von der Idee des Ich, und von allen andren Ideen, leicht wahrgenommen werden kann. Nach dem Grade der Vollkommenheit der Zeichen, welcher wir uns bedienen, um eine Idee zu fassen, ist auch das Bewußtseyn unsrer Ideen vernehmlicher, klärer, und genauer. Da die Tauben und Stummen der Worte, als der vollkommensten Ideenzeichen entbehren, und sich mit andren minder vollkommenen Zeichen behelfen müssen, so kann auch ihr Bewußtseyn der Ideen, nur von geringem Umfange und weniger Vernehmlichkeit, und überhaupt verhältnißmäßig sehr unvollkommen seyn; wie solches auch die mit ihnen leicht anzustellende Versuche bestätigen.

Das Bewußtseyn überhaupt, ist also hiernach entweder die Idee unsres Selbst, die allemal in andren Empfindungen und Ideen mit liegt, und bloß vermöge der Thätigkeit der Seele davon abgesondert, und für sich selbst als eine eigene Idee wahrgenommen wird; oder es sind andre Ideen, die wir haben, welche zwar,} für sich selbst genommen, schon als ganze Ideen in uns vorhanden seyn können, die aber vermöge der Thätigkeit der Seele nochmals im Ganzen aufgefaßt, und als verschieden von der Idee unsres Ich, wahrgenommen werden; oder aber man versteht darunter das Vermögen der Seele, diese Handlungen vorzunehmen.

In den beyden ersten Bedeutungen ist es offenbar, daß das Bewußtseyn mit zu den

Ideen gehört, welche als Ideen von Ideen betrachtet werden müssen, und nicht anders, als durch die Thätigkeit, oder durch eine Handlung der Seele, erzeugt werden können. Man hat daher diese Handlung eine Apperception genannt, da eine bloße Gewahrnehmung, wenn keine solche Gegenwirkung der Seele hinzukommt, ein simple Perception heißt. In der neuern engländischen Philosophie, werden alle Ideen von Ideen, reflectirte oder Reflexionsideen genennt. Auch aus diesem Gesichtspunkt betrachtet, ist das Bewußtseyn ein Vorrecht der Menschen vor den Thieren.

§. 145.

Ob wir uns aller unsrer Ideen bewußt sind?

Man hat sich gestritten, ob der Mensch Perceptionen ohne Apperception habe; und die Frage ist nach dem Begriff, den sich ein Jeder von der Seele und ihren Ideen macht, mehr

mehr oder weniger verwickelt. Ist die Frage von der absoluten Möglichkeit, oder ob die Seele das Vermögen habe, sich überhaupt aller ihrer Ideen bewußt zu werden, so kann ich solche nicht anders als bejahen. Es giebt zwar in dem Gesichtskreise der Seele, an den äußersten Grenzen des Horizonts, immer noch Nebenideen, die von einer so schwachen Mitwirksamkeit der Nerven erzeugt werden, daß sie in dieser Lage nie recht vernehmlich und klar erscheinen; ja ohne angestrengte Aufmerksamkeit kann oft nicht einmal im Ganzen ihr Daseyn wahrgenommen werden; und außerdem giebt es Gefühle, die mit andren Empfindungen so innigst genau vereiniget sind, daß ihre Gegenwart oft nicht einmal vermuthet wird. Wenn ich nun behaupte, daß es dem Menschen überhaupt möglich sey, sich dieser unvernehmlichen und dunklen Ideen bewußt zu werden, so sage ich dadurch noch nicht, daß solches zu aller Zeit und unter allen Umständen möglich sey. Der Mensch kann es nur, wenn gehörige Veranlassungen dazu vorhanden, oder vorhergegangen sind. Oft werden wir uns auch mancher Ideen nicht anders bewußt, als bloß vermöge gewisser Wirkungen und Folgen, davon die Ursache ihnen allein zugeschrieben werden muß, und wodurch also ihre Gegenwart unsrer Aufmersamkeit verrathen wird.

Hieraus ergiebt es sich nun schon, daß, wenn gefragt wird, ob der Mensch sich wirklich aller und jeder bloßen Gewahrnehmungen oder Perceptionen, die er hat, bewußt sey, ich nicht anders, als mit Nein, antworten kann, weil nicht immer gehörige Veranlassungen vorhanden sind, um die Aufmerksamkeit auf alle und jede Perceptionen zu leiten. Diejenigen, die das Gegentheil behaupten, sagen zwar, daß die Gewahrnehmungen, wovon gesagt wird, daß die Seele sie nicht appercipirt habe,

nur

nur die wären, auf welche sie nicht Aufmerksamkeit genug gewendet, um sich derselben wieder zu erinnern (*). Allein, diese nehmen das Wort Bewußtseyn noch in einer dritten Bedeutung, davon ich mir keinen möglichen Begriff machen kann. Ihnen ist hier Bewußtseyn, weder die Gewahrnehmung der Ideen unsres Selbst, noch die Apperception unsrer übrigen Ideen, sondern ein gewisses inniges Gefühl in der Seele selbst. Denn sonst soll auch hier nicht, von der Nichterinnerung einer gewissen Idee, auf ein vorhergegangenes Nichtbewußtseyn derselben geschlossen werden; sondern da doch eigentlich nur diejenigen simplen Perceptionen appercipirt werden, die, für sich genommen, von der Seele gefaßt, und als unterschieden von den übrigen wahrgenommen

N 5 wer-

(*) Man sehe unter andern, die Yverdonsche Encyklopädie, im Artikel: conscience.

werden, so ist es nothwendig, daß alle Perceptionen, davon wir nicht wissen, daß wir sie haben, oder die wir nicht auffassen, und nicht unterscheiden, wenn sie übrigens gleich in dem Gesichtskreise unsrer Seele liegen, bloß simple Perceptionen bleiben müssen.

Es kann aber auch nicht geleugnet werden, daß wir viel Perceptionen haben, die wir nicht appercipiren. Denn das lehrt die Erfahrung. Jemand, der kein Kenner von den Schönheiten eines architektonischen Gebäudes, oder eines Meisterstücks der Malerey ist, kann sehr aufmerksam das eine oder das andre betrachten, und wenn er sonst gesunde Augen hat, so müssen auch in der Idee, die seine Seele davon bekommt, alle die einzelnen Schönheiten liegen, die der geschmackvolle Kenner und der Kunstverständige darin sieht; aber wird wohl um deßwillen gesagt werden können, ein Solcher appercipire diese Schönheiten,

heiten, oder er sey sich derselben bewußt? Der Kenner hingegen wird mit Recht behaupten, daß er sich vieler Schönheiten, die in diesen Ideen, und ihren Verhältnissen liegen, bewußt sey. Will dagegen gesagt werden, der Erstere appercipire diese Schönheiten doch dunkel, und habe ein dunkles Bewußtseyn davon, so muß zwar einem Jeden seine Sprache gelassen werden, aber ein dunkles Bewußtseyn scheint eben so viel zu seyn, als eine dunkle Klarheit, oder eine unvernehmliche Vernehmlichkeit in einem und eben demselben Betracht.

Das Bewußtseyn ist zwar an sich verschiedener Grade der Klarheit fähig; so bald es aber ganz bis zum Dunklen herabsinkt, so hört es auf Bewußtseyn zu bleiben, und die Idee, die durch Bewußtseyn erleuchtet werden sollte, wird eine simple Perception, die übrigens, im Ganzen betrachtet, klar genug seyn kann.

Der

Der Mensch kann Ideen haben, nicht allein ohne zu wissen, daß sie gegenwärtig sind, sondern auch ohne daß es ihm zu wissen in den gegenwärtigen Umständen möglich seyn kann. Denn so lange er nicht ihren Unterschied, und ihre eigenthümliche Beschaffenheiten gewahrnimmt, so lange kann nicht gesagt werden, daß er ein Bewußtseyn davon habe. Bedürfniß, Zeit und Umstände, Unterricht und Leidenschaften aber, können Veranlassungen werden, ihn darauf zu bringen, und er kann dadurch nach und nach zur Apperception solcher Perceptionen gelangen. Sind sie an sich dunkel, so können sie, in einen andren Zusammenhang gestellt, vernehmlicher und durch Aufmerksamkeit aufgeklärt werden; sind sie aber schon klar, und können nur aus Mangel der Gewahrnehmung ihres Unterschiedes, und ihrer eigenthümlichen Verhältnisse, nicht appercipirt werden, so bedarf es nur gehöriger Veranlasanlassungen, um darauf aufmerksam zu werden, und hiernächst einer Bezeichnung derselben, um sie bequemer und zu aller Zeit der Aufmerksamkeit vorhalten zu können.

So sind schon manche Ideen und Wahrheiten entdeckt worden, die lange in den Ideen aller Menschen als bloße Perceptionen geschlummert haben. Sokrates wußte die geschicktesten Veranlassungen dazu durch seine Gespräche zu geben. Seine Schüler wurden sich nach und nach großer Wahrheiten dabey bewußt, die doch schon lange als simple Perceptionen in ihren gemeinsten Ideen unbemerkt gelegen hatten. Er verstand die Kunst, die Aufmerksamkeit seiner Schüler in den leichtesten und natürlichsten Weg zu leiten, so daß es ihnen vorkommen mußte, als wenn sie sich der Wahrheiten, die sie auf diese Weise appercipiren und einsehen lernten, nur von neuem wieder erinnert hätten.

§. 146.

Von der Besonnenheit und der Zerstreuung.

So wie sich der Umfang der Idee unsres Ich erweitert, so erweitert sich auch das Bewußtseyn unsrer Selbst. Das erste geschieht sehr naturlich, indem zu unsrem Ich nicht alleïn unser Körper und unsre Seele gehört, sondern auch alle Bestimmungen von beyden, unsre Kräfte, unser äußrer Zustand, und die Verhältnisse, worin wir uns vermöge unsrer jedesmaligen Stellung in der Welt befinden, dazu gerechnet werden können. Alles, was nun einmal Unser ist, das gehört auch zur Idee unsres Ich, und macht neue Seiten von uns aus; die oftmals empfindlichere Schmerzen und angenehmeres Gefühl verschaffen, als je unser Körper selbst, uns zu geben im Stande ist.

Alle diese Bestimmungen und Verhältnisse unsres Ich, haben in unser gesammtes Ver-

halten,

halten, und in alle unsre Handlungen sehr großen Einfluß, und müssen ihn auch haben. So oft wir nun bey unsrem Verhalten das gehörige Bewußtseyn unsres ganzen Ich dergestalt haben, wie es durch unsre gegenwärtige Lage eben bestimmt wird, so oft handeln wir mit Besonnenheit. Das entgegen gesetzte Verhalten, scheint nach dem Sprachgebrauch nicht so wohl Unbesonnenheit, als Zerstreuung genennt zu werden. Diese besteht nicht in einem Mangel der Aufmerksamkeit überhaupt, sondern nur in dem Mangel der Aufmerksamkeit auf unser gesammtes Ich, und kann folglich mit dem höchsten Grade der Aufmerksamkeit auf andre Dinge zusammen bestehn. Die Zerstreuung hat ihre verschiedene Gattungen und Grade; sie kann bald Blödigkeit, wenn wir die Würde und die wahren Kräfte unsers Ich aus der Acht lassen, bald Frechheit und Unbesonnenheit, wenn wir uns unsrer Einschrän-

kungen

kungen und der Schwäche unſrer Kräfte nicht genugſam bewußt ſind, erzeugen.

Die Beſonnenheit iſt die Quelle alles Schicklichen, und die erſte Grundlage zur Gegenwart des Geiſtes; und verſchafft dem Menſchen in dieſer Rückſicht die wichtigſten Vortheile (*).

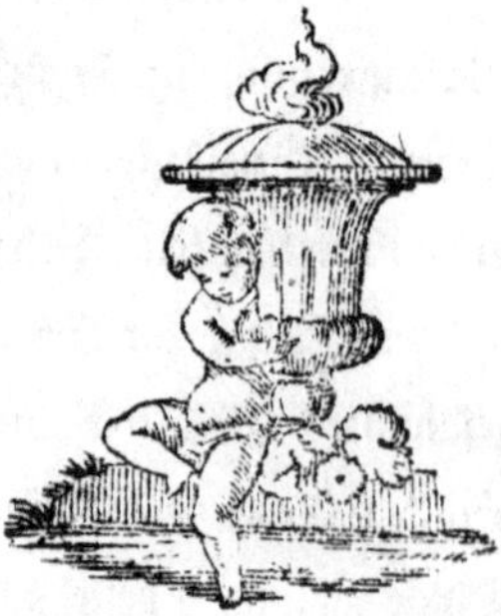

Sie=

(*) Die ſchöne Abhandlung des Herrn Sulzer, von dem Bewußtſeyn und ſeinem Einfluſſe in unſre Urtheile, iſt bekannt, und führt dieſe Vortheile weiter aus.

Siebente Abtheilung.

Von der Aufmerksamkeit.

§. 147.

Verschiedenheit in der Aufmerksamkeit der Menschen und der Thiere.

Die Aufmerksamkeit ist die Richtung der Thätigkeit der Seele auf eine oder mehrere Ideen, sie mögen als äußre Empfindungen in so fern zu den bloß leidenden, oder aber, durch Wirkung der Seele auf die Vorstellungsnerven hervorgebracht, zu den thätigen gehören (§. 107.). Es ist also die Aufmerksamkeit, ganz eigentlich die Thätigkeit der Seele selbst, eingeschränkt auf gewisse Ideen ihres Gesichtskreises. Man wird auch das sehr deutlich an sich selbst gewahr, so bald man sich vorsetzt, unter vielerley Gattungen von Geräusch oder Tönen, insonderheit nur auf eine Gattung aufmerksam zu seyn.

Die Thätigkeit der Seele, und also auch die Aufmerksamkeit, muß, wenn sie wirksam werden soll, Veranlassungen haben, oder sie muß gereizt werden (§. 97. 105.). Da nun der unterscheidende Charakter der menschlichen Seele darin besteht, daß jedwede Idee, von welcher Art sie sey, ihre Thätigkeit reizen und wirksam machen kann, so ist es auch möglich, daß jedwede Idee, ein Gegenstand der menschlichen Aufmerksamkeit werden kann. Dagegen aber, weil es scheint, daß die Thätigkeit der Thierseelen allein durch Gefühle, und durch solche Ideen, die mit jenen näher zusammenhängen, gereizt wird, so kann auch der Inbegriff derjenigen Gegenstände, die ihre Aufmerksamkeit auf sich ziehen, nicht anders als vergleichungsweise sehr eingeschränkt seyn.

Damit stimmen auch die Erfahrungen von den Thierseelen überein.

Wir sehen indessen täglich, daß sich unsre Aufmerksamkeit, nicht ohne Unterschied auf alle Ideen wendet, die uns gegenwärtig sind. Ein Gegenstand vor dem andern, oder eine Aussicht in unsren Ideen vor der andern, zieht immer mehr unsre Aufmerksamkeit auf sich. Es muß also hier zu unsren Ideen noch Etwas hinzukommen, oder die Ideen, welche unter mehreren die Aufmerksamkeit vorzüglich reizen, müssen noch andre eigenthümliche Beschaffenheiten dabey haben.

In dieser Rücksicht ist schon vorher (§. 133.) bemerkt worden, daß nicht alle Aussichten, die in dem jedesmaligen Gesichtskreise der Seele liegen, zugleich auch für die Seele Veranlassungen werden, mit ihrer Thätigkeit darauf zu wirken. Worin aber das eigentlich besteht, was die Aufmerksamkeit auf eine Idee mehr als auf die andre zieht, kann erst in der Folge überzeugend genug angegeben werden. Man weiß überhaupt schon, daß keine Aufmerksamkeit statt findet, wo uns nicht an der Sache selbst etwas gelegen ist. Und das ist hier genug.

§. 148.

Ob die Aufmerksamkeit auf eine Idee allein schon im Stande sey, solche zur Apperception zu bringen?

Wenn die Aufmerksamkeit auf eine gewisse Idee gerichtet ist, so wirkt die Seelenthätigkeit auf diejenigen Vorstellungsnerven, durch deren gegenwärtige Wirksamkeit diese Idee in der Seele erzeugt oder veranlaßt worden. Diese Wirkung der Thätigkeit verstärkt die Wirkung der Nerven, und giebt also dem Ausdruck derselben, den die Seele gewahrnimmt, mehr Kraft und Vernehmlichkeit; folglich wird die Idee selbst dadurch klärer und lebhafter. Mehr ist von der Aufmerksamkeit an sich selbst,

nicht

nicht zu erwarten, oder zu verlangen. Die Klarheit und Lebhaftigkeit aber allein, ist nicht hinlänglich, um eine Idee bis zur Apperception zu bringen. Es gehört noch außerdem die Gewahrnehmung dazu, daß diese Idee, von allen übrigen zugleich gegenwärtigen, und auch von der Idee unsres Selbst, verschieden, ja, daß wir es sind, die wir diese Idee eben itzt haben. Zwar ist es andem, daß die Apperception, nicht allemal in Ansehung aller unsrer Ideen, von welchen wir doch sagen, daß wir uns ihrer bewußt sind, bis zu diesem Grade getrieben wird; wir können es aber, so bald wir wollen, und wir thun es wirklich, so bald eine Veranlassung dazu da ist.

Um also von einer Idee ein Bewußtseyn zu erlangen, ist es nicht genug auf sie selbst aufmerksam zu seyn, sondern es muß auch noch zugleich auf die übrigen Ideen, so viel Aufmerksamkeit gewendet werden, als nöthig ist, die Verschiedenheiten jener von diesen, wenigstens im Ganzen gewahr zu werden. Das kann aber auf keine andre Weise bewirkt werden, als so, daß die Idee im Ganzen aufgefaßt, und die übrigen durch die Aufmerksamkeit gleichfalls zugleich so weit zur Vernehmlichkeit gebracht werden, damit die Seele gewahrnehmen kann, die eine sey nicht die andre.

Wäre die Aufmerksamkeit, so lange sie nur auf eine Idee allein gerichtet ist, schon hinreichend, ein Bewußtseyn derselben zu wirken, so müßten die Thiere, eben so gut als wir, Apperceptionen haben; denn es ist nicht zu leugnen, daß sie auf manche Ideen Aufmerksamkeit, und so gar in hohem Grade, beweisen; dem ungeachtet aber wird ihnen doch durchgängig nicht zugestanden, daß sie solche Ideen appercipiren.

Wenn die Thiere zum Bewüßtseyn von irgend einer Idee, sie sey auch noch so sehr ein

Gefühl, gelangen sollten, so müßten sie schon vorher das Vermögen haben, ihre Aufmerksamkeit auch auf solche Ideen richten zu können, die keine Gefühle sind, und die auch auf eine nähere Art damit nicht zusammenhängen. Denn in dem Gesichtskreise der Thiere, so wie der Menschen, sind fast allemal die meisten Ideen, weder Gefühl noch mit Gefühlen verwandt. Sie müßten also von diesen Ideen diejenige, die sie appercipiren sollten, unterscheiden können, und also ihre Aufmerksamkeit auch auf jene, die keine Gefühle sind, richten können. Gesetzt aber auch, es träfe sich, daß in ihrem Gesichtskreise lauter Gefühle und Rührungen gefunden würden, so formiren doch diese zusammen nur ein einziges Bild in ihnen, weil sie nicht im Stande sind, jedes einzelne Gefühl, und dessen Verhältnisse für sich selbst besonders aufzufassen, und die Verschiedenheiten darin wahrzunehmen. Das alles aber scheint ihnen von Natur versagt zu seyn, und wenn sie gleich auf eine Idee aufmerksam werden können, so fehlt ihnen doch noch sehr viel, um davon eine Apperception zu haben. Sie können sich nicht Ideen von Ideen machen. (§. 129.).

Aus diesem allen erhellet, daß zwar die Apperception nicht ohne Aufmerksamkeit, aber nur durch eine ausgebreitete Aufmerksamkeit, die über mehrere einzelne Ideen, und zwar von aller Art, sich erstrecken muß, erzeugt werden kann.

Die Aufmerksamkeit ist die Mutter aller thätigen Ideen; selbst Empfindungen, und andre in so fern leidende Ideen, verwandelt sie in thätige, oder eigentlich, sie giebt ihnen einen Zusatz von Thätigkeit.

Thätige Ideen, in einem Subjecte, das ein Bewußtseyn haben kann, sind Gedanken. Das Geschäfte der Thätigkeit der Seele, in

so

so fern die Vorstellungsnerven der Gegenstand davon sind, oder, die Beschäftigung mit thätigen Ideen, heißt denken; und der Mangel an Aufmerksamkeit überhaupt, ist Gedankenlosigkeit. Unsre Empfindungen geben uns den Stoff der Gedanken, und die Aufmerksamkeit giebt ihnen die Form.

§. 149.

Vollkommenheiten und Mängel der Aufmerksamkeit.

Der Grad des Umfangs und der Stärke der Aufmerksamkeit, den jedweder Mensch überhaupt anzuwenden vermögend ist, bestimmt zugleich die Güte seines Kopfs, und die Stärke seines Geistes. Denn da jene in der Thätigkeit seiner Seele, auf gewisse Ideen eingeschränkt, besteht, so kann sich diese, in ihrer ganzen Größe und Stärke in derselben wirksam erzeigen. Sehr richtig sagt um deßwillen der Graf Chesterfield, daß eine standhafte von

Zerstreuung entfernte Aufmerksamkeit auf eine einzige Sache, ein sicheres Merkmal eines erhabenen Geistes sey (*).

Wenn hier der Kopf im eigentlichen Verstande, vom Geiste des Menschen unterschieden wird, so geschieht das darum, weil es wahrscheinlich ist, daß die Quelle des Unterschiedes der Geistesfähigkeiten der Menschen, nicht einzig und allein in der beßren oder schlechtren Organisation des Kopfs, sondern auch oft zugleich in der Verschiedenheit der eigenthümlichen Beschaffenheit der Seele selbst zu finden sey. Es ist nicht unwahrscheinlich, daß die Seelen der Menschen an Reizbarkeit und Kraft verschieden seyn können, wenigstens wäre dieß eine Hypothese, welche die meisten Erscheinungen besser erklären kann, als wenn angenommen

wird,

(*) Im neun und achtzigsten Briefe an seinen Sohn.

wird, daß allein der Unterschied der Organisationen, den ganzen Unterschied der menschlichen Seele ausmache.

Indessen bleibt doch allemal an einer guten Organisation sehr viel gelegen. Denn wenn die Seele, nach dem Grade der Reizbarkeit, dessen sie ihrer Natur nach fähig ist, auch thätig seyn, und mit glücklichem und ganzem Erfolge, auf die Vorstellungsnerven wirken soll, so müssen die Nerven im Gehirn, und besonders in der feinren Organisation, nicht allein an sich selbst ohne Fehler und Mängel seyn, sondern es müssen auch keine fremde Hindernisse, die Wirksamkeit derselben, zu eben der Zeit hemmen, oder auch nur beschwerlich machen. Zu diesem Endzweck, ist eine gesunde und lebhafte Bewegung des Bluts schlechterdings erforderlich, weil dadurch die Nerven in gehöriger Geschmeidigkeit und Kraft zum Dienst der Seele erhalten werden. Bey anhalhaltendem Gebrauch werden sie sodann auch nicht so leicht ermüden, indem die ununterbrochene Zuführung neuer gesunder Säfte, oder Lebensgeister, sie nährt, und den Abgang der Kräfte ersetzt. Herr Platner führt in seiner Anthropologie (*), die Arten des Zustandes unsres Körpers umständlich an, worin die Nerven in ihrer natürlichen Wirksamkeit gehindert und geschwächt werden, und dadurch folglich die Aufmerksamkeit selbst beschwerlich und unkräftig gemacht wird. Die Erfahrung bestätiget jene Wahrheiten.

Durch Uebung wird die Aufmerksamkeit gestärkt, das heißt, durch gehörigen Gebrauch und Uebung, werden die Nerven zum Dienst der Seele immer geschickter, und stärker, wenn sie sonst ihre wirkliche Ausbildung schon vorher gehabt haben. Strengt die Seele zu ihrem

(*) §. 257.

rem Dienste die Nerven oft an, so werden sie dadurch stark und oft gereizt; diese Reizung aber wird zur Ursache, warum sich von andren Theilen des Körpers desto mehr Nahrungssäfte nach dem gereizten Ort hinziehen, und den Nerven nach und nach immer mehr Stärke geben.

Bey lange anhaltender Aufmerksamkeit auf einerley Art der Ideen, werden einerley Nerven auf einerley Weise lange angestrengt; das muß ihre Kraft nothwendig verzehren, weil einerley Nerven in so kurzer Zeit nicht so viel neuen Zufluß an Nahrung bekommen, und sie müssen dadurch, wenigstens auf einige Zeit, geschwächt werden. Ihre Wirksamkeit muß beschwerlicher werden; sie ermüden, und das heißt: die Lust zur Sache vergeht uns. Um die Nerven in natürlicher Kraft zu erhalten, ist eine öftere gänzliche Ruhe, im geringsten nicht nothwendig, sondern vielmehr schädlich.

lich. Die Nerven würden dadurch aus der Gewohnheit und Uebung kommen; sie würden entweder träge werden, oder schwach bleiben. Abwechselung aber, so wohl in der Art der Ideen, als in der Art und Weise ihrer Hervorbringung, ist die einzige zuträgliche Ruhe für die Nerven; je schwächer sie an sich selbst sind, je leichter ermüden sie, und desto nothwendiger ist diese Abwechselung, um bey Lust zu bleiben.

Insonderheit muß bey Kindern, deren Nerven noch nicht die ganze natürliche Stärke erlangt haben, öftre Abwechslung in der Art, sie mit Ideen zu beschäftigen, veranlaßt werden. Ihre Organen können den ganzen Tag beschäftiget seyn, nur nicht auf einerley Art und mit einerley Gegenständen. Es war ehedem ein Fehler einiger Erziehungsanstalten, daß die Schüler eine Zeitlang, immer nur eine Disciplin auf einmal treiben durften. Das verursachte natürlicher Weise, daß ihnen dazu alle Lust vergieng.

Zur Vollkommenheit der Aufmerksamkeit überhaupt, wird weiter erfordert, daß sie nicht immer erst die wichtigsten, dringendsten und reizendsten Veranlassungen verlangt und abwartet, ehe sie sich in einem merklichen Grade anstrengt. Diese Vollkommenheit scheint zwar nicht ganz, aber doch zum Theil, von der Seele selbst abhängig zu seyn.

So wie die Thiere nur durch Gefühle, und andre näher damit verwandte Ideen, in Thätigkeit gesetzt werden, so giebt es auch Menschen, die, um gehörig auf eine Sache aufmerksam zu seyn, selten andren Veranlassungen folgen, als solchen, die ihnen eine nahe Lust oder Unlust versprechen, oder die mit ihren Lieblingsideen in naher Verwandschaft stehen. Alles, was dahin nicht einschlägt, dünkt ihnen ihrer Aufmerksamkeit unwürdig zu seyn, obgleich

obgleich im Grunde Mangel der Uebung, der Kenntniß, oder der Reizbarkeit ihrer Seele daran schuld ist. Denn in der That, macht die Anwendung des gehörigen Grades der Aufmerksamkeit auf alle Dinge, die uns vorkommen, mit denen wir umgehen, oder die nach Absicht uns beschäftigen sollen, an sich selbst so wenig Mühe, als sie eine geringschätzige Anwendung unsrer Thätigkeit heißen kann. Derjenige Grad der Aufmerksamkeit ist der gehörige, der hinlänglich ist, die Idee der Sache, worauf wir zu merken haben, recht zu übersehen, und ganz zu fassen.

Eine Aufmerksamkeit, die, um gehörig wirksam zu seyn, nicht erst stark reizender Veranlassungen bedarf, zeigt einen muntren Geist an, so wie das Gegentheil eine wenig reizbare Seele bezeichnet.

Wenn Jemand von Jugend auf gewöhnt wird, nicht bloß nach eigener Absicht und Neigung,

gung, sondern auch nach Rath und Willen Andrer, seine Aufmerksamkeit von einer Sache ab, und auf eine andre zu wenden, so erlangt er dadurch mit der Zeit eine der besten Vollkommenheiten, die Geschmeidigkeit der Aufmerksamkeit. Diese Vollkommenheit, verbunden mit einer reizbaren Seele, macht uns zu Herren unsrer Aufmerksamkeit, und bringt sie ganz in unsre Gewalt. Eine steife Aufmerksamkeit, ist nur schwer und langsam von einer Art der Ideen auf die andre zu bringen, und die Ungewohnheit und Schwierigkeit darin, benimmt uns immer mehr und mehr die Lust, auch nur den Versuch zu machen, die entgegen gesetzte Vollkommenheit zu erwerben. Das schlimmste dabey ist, daß der Verstand, der alles, wozu wir Lust oder Unlust fühlen, zu rechtfertigen vermag, zumal im Angesicht eines so partenischen Richters, als wir selbst in Ansehung dessen sind, was uns angeht, unsrem Bedünken nach, überflüßige Gründe uns vorstellt, warum wir bey unsrer eigenen steifen Art verbleiben sollen; und so wächst zum Schaden unsrer Erkenntniß, und unsres Vergnügens, ein neuer Zweig des Steifsinns in uns.

So wohl für die unparteyische Erkenntniß der Wahrheit, als für unsre eigne Glückseligkeit, ist es höchst nothwendig, daß die Aufmerksamkeit und Thätigkeit unsrer Seele, an Geschmeidigkeit immer zunehme, und zugleich immer mehr in unsre Gewalt komme. Wer auf das Künftige zu denken hat, und ist nicht im Stande, seine Aufmerksamkeit augenblicklich von dem Gegenwärtigen oder dem Vergangenen abzuziehen, und umgekehrt, oder wer itzt mit abstracten Ideen umgehen will, und ist unvermögend, seine Aufmerksamkeit von den Fesseln gegenwärtiger und vergangener Gefühle und Rührungen leicht zu befreyen, der ist keiner gehörigen und standhaften Aufmerksamsamkeit fähig; in tausend Vorfällen des menschlichen Lebens ist er unbrauchbar, und wird dabey oft kleine Umstände des gegenwärtigen Augenblicks, worin doch zuweilen die besten Quellen unsers Vergnügens liegen, unbeachtet und ungenutzt vorbey streichen lassen. Der Fehler der Aufmerksamkeit, die nicht bey dem, was zweckmäßig ist, standhaft verweilen kann, hat Flatterhaftigkeit und Zerstreuung der Gedanken, zu Zeichen, entspringt oft aus Gedankenlosigkeit, und bildet am Ende einen Geist, der nur die Oberfläche der Dinge betrachtet, und zu gründlichen Erörterungen verwickelter Wahrheiten wenig Fähigkeit besitzt.

Es ist übrigens leicht einzusehen, daß, weil die Aufmerksamkeit überhaupt, in der Kraft der Seele selbst besteht, daher auch folge, daß alles, was jener entweder größre Vollkommenheiten zuwege bringt, oder was ihr Hindernisse in den Weg legt, und Unvollkommenheiten zuzieht, auch zugleich auf alle übrige Geistesfähigkeiten seinen Einfluß ausbreiten, und sie befördern oder schwächen müsse. Aufmerksamkeit, Nachdenken, Vergleichung, Ueberlegung und Einsicht, hängen ihrer Natur nach genau mit einander zusammen; wo eine von ihnen in vorzüglichem Grade stark und vollkommen ist, da müssen es die übrigen auch seyn, oder sie sind nicht von ächter Art, und verdienen den Namen nicht.

§. 150.
Von dem allgemeinen Beobachtungsgeiste.

Der Grund der großen Verschiedenheit, die sich in Absicht der Aufmerksamkeit unter den Menschen oft findet, mag in dem feinren Nervenorganismus an sich, oder in dem Mangel an Uebung und Gewohnheit, oder in der größern und geringern Reizbarkeit der Seele

selbst,

selbst, oder aber in allen oder mehrern dieser Stücke zugleich zu suchen seyn, so ist doch die Erfahrung unleugbar, daß ein Mensch vor dem andern die Fähigkeit besitzt, weit stärker auf eine Sache aufmerksam zu seyn, weit anhaltender und standhafter darin zu beharren, und weit mehr Ideen zu gleicher Zeit den Gegenstand seiner Aufmerksamkeit seyn zu lassen.

Derjenige, der im Besitz einer stärkern und überhaupt vollkommnern Aufmerksamkeit ist, als gemeiniglich angetroffen wird, von dem kann man sagen, daß er eine Anlage zum allgemeinen Beobachtungsgeiste habe. Diese Anlage, kann durch zweckmäßige und mit Einsicht vorgenommene Uebungen, besonders in der Jugend, sehr verbessert werden. Dazu gehört, daß Jemand sich bestrebe oder geleitet werde, seine Aufmerksamkeit nach und nach völlig in seine Gewalt zu bekommen. Er muß im Stande seyn, Vernunftgründen, welche

Zeit und Umstände ihm an die Hand geben, ohne Chicane leicht nachzugeben, um seine Aufmerksamkeit auf gewisse bestimmte Dinge richten zu können, wenn ihn gleich eben itzt, Neigung oder Gründe des Vergnügens dabey nicht unterstützen. Er muß sich gewöhnen oder gewöhnt werden, jedwede Idee für sich, und in Verbindung völlig zu fassen; das geschieht aber, wenn sie zu einer so klaren Apperception und Bewußtseyn gebracht wird, daß sie, von mehr als einer Seite, auch andren durch Zeichen oder Worte verständlich gemacht werden kann. Endlich gehört drittens dazu, daß Jemand durch anhaltende Erweiterung seiner Kenntnisse, und öftere Vergleichung derselben unter einander, einen großen und genauen Zusammenhang in seine Ideen hinein zu bringen suche. Wo der Zusammenhang der Ideen von großem Umfange ist, und wo dabey eine jede so viel möglich mit einer jeden zusam-

men-

menhängt, da kann es dem Beobachtungsgeiste nie an einer Menge von Nebenideen fehlen, die mit jedem Gegenstande seiner Aufmerksamkeit zugleich in seinen Gesichtskreis treten, und ihm genug Veranlassungen geben müssen, immer neue Verhältnißideen an seinem Gegenstand zu entdecken.

Der allgemeine Beobachtungsgeist bleibt nicht bloß bey den Empfindungen und Erfahrungen stehen, obgleich eine schärfere Aufmerksamkeit darauf, vorzüglich berechtiget zu seyn scheint, auf diese Benennung in ursprünglicher Bedeutung Anspruch zu machen; sein Blick geht weiter, er bemerkt auch in jedweder andern Art der Ideen, Verhältnisse, die gemeinern Augen verborgen bleiben; er entdeckt die subtilsten Beziehungen der Uebereinstimmung und des Widerspruchs; und sein Blick ist gleich scharf und durchdringend, er untersuche einen Umstand in der Geschichte, oder eine Wahrheit in der Philosophie, oder aber er beschäftige sich mit gemeinern Kenntnissen des bürgerlichen Lebens, des Nützlichen, des Schicklichen, und des Gefälligen.

Gründliche Ueberlegung und tiefes Nachdenken, sind unzertrennliche Gefährten des ächten Beobachtungsgeistes, so wie überhaupt nach Maaßgabe der Gegenstände, womit er sich beschäftiget, die vollkommnere Ausbildung andrer Geistesfähigkeiten, eine nothwendige Folge davon ist.

Der allgemeine Beobachtungsgeist, wird bald durch Erziehung, bald durch Neigung, Begegnisse und mehr andre Umstände, näher bestimmt, und bald auf diese, bald auf jene Gattungen der Gegenstände geleitet.

Der Beobachtungsgeist empfindet nicht nur genauer und umständlicher, sondern auch in allen andern Arten der Ideen, vernimmt er weit mehr Merkmale und Verhältnisse, als eine

eine gemeine Aufmerksamkeit darin gewahr zu werden vermag. Er kann nicht anders, als er muß zugleich ein guter Kopf seyn. Denn die Nerven der feinern Organisation, verrichten ihr Geschäfte, wenigstens die meiste Zeit, mit Leichtigkeit; ihre Wirksamkeit hat viel Ausdruck, und ihre kleinsten und subtilsten Vorträge sind doch zugleich unterscheidend, und ohne Verwirrung.

Dabey aber wohnt der ächte Beobachtungsgeist in keiner andern, als in einer vorzüglich reizbaren Seele von starker Thätigkeit. Eine solche Seele, nimmt nicht allein jede auch die geringsten Nervenwirkungen gewahr, sondern sie wird auch beynahe von einer jeden gereizt, mit ganzer Aufmerksamkeit so gleich gegenwärtig zu seyn. Davon entspringt dann auf ihrer Seite der Vortheil, daß, indem sie die Nervenwirkungen erhöht, ihre Ideen selbst dadurch klärer und lebhafter werden. Wohin und nach welcher Gegend ihres Gesichtskreises, eine so thätige Seele sich hinwendet, da wird es Licht; sie wendet sich aber überall hin, und betrachtet alles, was in ihrem Gesichtskreise vorgeht, mit Aufmerksamkeit, denn alles reizt sie.

Die unzählige Menge Nervenfasern, die in einem Nerven befindlich sind, müssen bey jeder Empfindung so wohl, als bey jeder sich darauf beziehenden Idee, auch zugleich unzählig viel feine, und gleichsam verborgen liegende Verändrungen in dem Gewahrnehmungskreis der Seele veranlassen. Eine bloß gemeine Aufmerksamkeit wird vielleicht nicht der Hälfte derselben gewahr, oder sieht in solcher Idee, vielleicht nicht die Hälfte der Merkmale, die nur mit den feinsten Zügen ihr vorgestellt werden. Der Beobachtungsgeist hingegen entdeckt sehr bald die meisten derselben, und wenn er hin und wieder Dunkelheit und Unvernehmlichkeit findet, oder wenn er bemerkt, daß die

Idee

Idee sich noch nicht ganz übersehen und fassen läßt, so richtet er seine Aufmerksamkeit mit besonderm Fleiße darauf; er erweckt nach den Verhältnissen, wovon in seinem Gesichtskreise schon die Aussichten liegen, neue Nebenideen, und versucht das Dunkle von allen Seiten so lange aufzuhellen, bis nach seinem Endzweck Klarheit genug verschaft worden.

Der wahre Beobachtungsgeist sieht weit umher, er bleibt aber nicht bey der Oberfläche seines Gegenstandes stehen, er ist zugleich durchdringend, und schöpft aus der Tiefe.

Hieraus läßt sich begreifen, daß eine scharfe Aufmerksamkeit, indem sie die Nervenwirkungen verstärkt, und mehr erhebt, auch nach und nach immer mehr in einer Idee wahrnehmen und entdecken kann. Dieß scheint die Absicht zu seyn, und der hauptsächlichste Nutzen, den die unbegreiflich vielen Nervenfasern, woraus jede Nerve besteht, uns leisten sollen.

Eine aufmerksame und thätige Seele, die schon viel Zusammenhang in ihre Ideen hineingewebt hat, kann bey Gelegenheit jeder Idee, unzählige andre Ideen, damit vergleichen, und so ganz neue Verhältnisse daran bemerken.

Der Sprachgebrauch sagt zwar in diesem Falle, daß die Seele solche neue Ideen aus sich selbst hervorbringe und entwickele; es ist auch gewiß, daß diese sich oft so natürlich erzeugen, daß es zu verwundern seyn würde, wenn man anfänglich sich anders darüber ausgedrückt hätte, zumal noch hinzukommt, daß die Werkzeuge, wodurch Ideen in der Seele veranlaßt werden, sich weder fühlen, noch ihr Daseyn sonst durch andre unmittelbare Empfindung erkennen lassen. Im Grunde aber ist es mehr als wahrscheinlich, daß, wenn die Seele auf ihre Ideen zu arbeiten scheint, sie in der That allein auf die Vorstellungsnerven ihres Ge-

Gesichtskreises wirke, und daß alles, was dem Ansehn nach bloß aus Ideen entwickelt wird, im Grunde weiter nichts als Gewahrnehmungen derjenigen Modificationen und Verhältnisse sind, welche in den Nervenwirkungen selbst, durch Mitwirkung unzähliger andrer Nerven entstehen. In so weit als unsre Ideen nicht leidend sind, ist die wirkende unmittelbare Ursache davon die Seele, indem sie alle diese Nervenfasern eben so wohl, als es bey den körperlichen Bewegungen schon ausgemacht ist, in Wirksamkeit bringt, und dann dünkt uns die Seele, bloß mit Hervorbringung und Vergleichung ihrer Ideen beschäftiget zu seyn.

Achte

Achte Abtheilung.

Das Gedächtniß.

§. 151.

Unterschied zwischen dem Gedächtnisse überhaupt, und insbesondre.

Wenn die Wörter, Gedächtniß und Erinnerung, nicht gleichviel bedeuten sollen, sondern wenn zum Vortheil der Sprache ein Unterschied zwischen ihnen vestzustellen ist, so scheint der Sprachgebrauch selbst es zu begünstigen, wenn das Gedächtniß an sich als unabhängig von der Erinnerung angesehn, die Erinnerung aber für das genommen wird, was zum Gedächtnisse noch hinzukommen muß, um die Handlung des Erinnerns vollständig zu machen, und daß man also sagen könne, die Erinnerung setze das Gedächtniß schon zum voraus.

aus. Dieser Unterschied findet sich auch wirklich in der Natur derjenigen Ideen, die dem Gedächtnisse überhaupt zugeschrieben werden, indem vermöge desselben uns bisweilen solche Ideen zugeführt werden, wovon wir oft gar nicht, oft nicht so gleich wissen, ob wir sie sonst schon gehabt, oder itzt allererst bekommen. Und das kann etwas beytragen, obigen Unterschied des Gedächtnisses und der Erinnerung rechtfertigen zu helfen.

In Hinsicht auf diesen Unterschied, ist vorher (§. 108.) das Gedächtniß überhaupt so erklärt worden, daß es in dem Inbegriffe aller der Ideen bestehe, welche neben einer andern durch die Mitwirksamkeit der Nerven hervorgebracht werden. Es folgt zwar hieraus, daß alle und jede Nebenideen, die bey Gelegenheit einer andern sich mit einfinden, und also das ganze Geschäfte der Association der Ideen, dem Gedächtnisse überhaupt zugeschrieben werden müsse; allein, wenn das auch wäre, so soll doch in der Folge keine Verwirrung daraus entstehen.

Es hängt also nach dem obigen das Gedächtniß überhaupt, von der Mitwirksamkeit der Nerven ab. Je grösser folglich der Umfang dieser Mitwirksamkeit ist, je vester und genauer sich der Zusammenhang darin befindet, je unzerstörbarer und länger er dauret, und endlich je vernehmlicher und lebhafter der Ausdruck der mitwirkenden Nerven ist, desto besser muß das Gedächtniß überhaupt seyn. Oder aber, um eben das von Seiten der Seele vorstellig zu machen: Je mehr und je verschiedenere Ideen, bey einer gegenwärtigen Veranlassung oder Hauptidee, uns einfallen, je geschwinder und leichter solches geschicht, je länger es schon her ist, daß wir sie gehabt haben, und je klärer und lebhafter sie sind, desto grösser und besser ist das Gedächtniß überhaupt.

Weil

Weil aber der allgemeine Zusammenhang der Nerven, worin der Grund ihrer Mitwirksamkeit zu finden ist, in Absicht derjenigen Verhältnisse, nach welchen er sich allmälig entspinnt, von mehr als einer Art ist, und dabey noch überdieß die Ideen, die uns auf diese Weise wieder zu Gesichte kommen, an sich selbst von vielerley Gattung seyn können, so entspringen auch daraus verschiedene Arten des Gedächtnisses überhaupt.

Von der Mitwirksamkeit der Nerven, oder von dem Zusammenhange, nach welchem sie sich einander zur Wirksamkeit aufrufen, sind hauptsächlich dreyerley Arten zu merken (§.109). Von den Ideen aber finden sich zwar überhaupt nur zweyerley Gattungen, die Empfindungsideen, und die, welche es nicht sind: sie können aber in viel besondre Gattungen und Geschlechter nach andern innern und äußern Verhältnissen wiederum abgetheilt werden; und das giebt die nähern Bestimmungen der verschiedenen Arten des Gedächtnisses überhaupt an die Hand.

Bey der Untersuchung der Natur des Gedächtnisses, in so fern es allein in Beziehung auf die Erinnerung betrachtet wird, und bloß in dieser Beziehung ist hier die Rede davon, scheint es auf keinen andern Unterschied der Ideen, und auf keine andre Frage anzukommen, als allein darauf, ob und in wie weit die Ideen, die itzt in uns veranlaßt werden, eben dieselben sind, die wir schon vorher einmal gehabt haben, und ob sie uns also ganz oder zum Theil neu sind. Durch diese Eigenschaft der Ideen, unterscheidet sich das Gedächtniß insbesondre, von den übrigen Arten des Gedächtnisses überhaupt.

Aus diesem Gesichtspunkt betrachtet, läßt sich das Gebiet des Gedächtnisses insbesondre, und in wie weit gewisse Ideen zu den eigentlichen

chen Gedächtnißideen gehören, oder nicht gehören, leicht bestimmen. Denn sonach gehören dazu nicht allein alle vormalige gleichzeitige und auf einander folgende Ideen, sie seyn Verhältnißideen, oder ehmalige Empfindungsideen, abstracte und allgemeine Ideen, oder Zeichenideen und Worte, in so weit sie nämlich genau eben dieselben sind, die wir schon einmal gehabt haben. Hingegen sind alle ganz neue Ideen, und alles das, was an den vormaligen, so wohl dem Inhalte, als der Gestalt und Verbindung nach, neu ist, keine Frucht des Gedächtnisses insbesondre, und dasselbe hat in so fern keinen Theil daran.

Dieser Unterschied zwischen dem Gedächtnisse überhaupt und insbesondre, scheint um des Sprachgebrauchs willen nöthig zu seyn. Er ist aber dabey auch an sich selbst gegründet, ob gleich die Benennungen willkürlich bleiben. Wenn Jemand, der viel Kenntnisse besitzt, über eine Sache mit glücklichem Erfolge nachdenkt; er philosophire oder dichte: so wird dem Gedächtniße überhaupt immer viel Einfluß dabey zugeschrieben; dieses bietet ihm den Stoff dazu und die mancherley Ideen dar, die er nach seiner Absicht ordnet, trennt, zusammenbringt, neue Verhältnisse daran entdeckt, und so weiter. Indessen kommt es hier auf das Gedächtniß insbesondre gar nicht an; dieses kann sogar, unbeschadet der Güte seiner Arbeit, schlecht seyn. Denn es ist hier nicht die Frage, ob die Ideen, die sich ihm darbieten, entweder an sich, oder nach ihren Verbindungen und Verhältnissen, genau dieselben sind, die er vordem schon gehabt hat, sondern ob sie zu seiner Absicht tauglich und zu seinem Zweck wirksam sind. Inzwischen ist ihm doch der Reichthum und eine gewisse Fülle seiner Ideen nothwendig, und diese werden überhaupt von der leichten Mitwirksamkeit seiner Nerven herbey geführt. Wenn hingegen Jemand ein Stück aus der Geschichte bearbeiten will, so ist das Gedächtniß insbesondre vorzüglich dabey geschäftig. Der Grundstoff seiner Arbeit, besteht aus Gedächtnißideen insbesondre, das ist, aus Ideen, die er und Andre vormals gehabt haben.

Hiernach würde also das Gedächtniß insbesondre alle Ideen in so fern in sich begreifen, als sie, durch Veranlassungen erneuert, genau eben dieselben sind, die wir schon vormals gehabt haben; und das Gedächtniß insbesondre, ist also diejenige Beschaffenheit unsrer Nerven, und ihres Zusammenhangs unter einander, wodurch sie, auf vorgängige Veranlassung, genau wieder in eben dieselbe Wirksamkeit gerathen, worin sie vormals gewesen sind, und wodurch sie eben dieselben Ideen in uns wieder erwecken.

§. 152.
Von den allgemeinen Vollkommenheiten des Gedächtnisses insbesondre.

Wenn das Gedächtniß an sich selbst, bloß in den feinren Nervenbau, und in den darin befindlichen Zusammenhäng gesetzt wird, so ist das keine Herabsetzung der Seele, deren Würde und Erhabenheit in ganz andern Eigenschaften besteht, oder aber der Vorwurf muß zugleich die Natur selbst treffen, die den Menschen nun einmal so gebildet hat, daß nach allen Erfahrungen, welche das Gedächtniß angehen, diese Meynung noch immer die wahrscheinlichste, und zur Erklärung aller dabey vorkommenden Erscheinungen die zureichendste, zu bleiben scheint. Es kann durch Krankheiten unterbrochen, ganz oder zum Theil ausgelöscht, und wieder durch den Gebrauch dienlicher Mittel hergestellt werden. Es ist ausgemacht, daß das Gedächtniß mit der Güte und dem gesunden Zustande

unsres

unsres Nervenorganismus in dem genausten Verhältnisse steht (*), und daß alle dem Anschein nach dawider wahrzunehmende Widersprüche, sich ohne Ausnahme aus den besondren Umständen dabey, erklären und heben lassen.

Es ist möglich, daß die Nerven eines Menschen weit mehr, als eines andern, schon an sich selbst die natürliche Beschaffenheit, oder doch die Anlage dazu haben, daß sie, wenn eine Veranlassung vorkommt, leicht wieder in eben dieselbe Wirksamkeit gerathen, worin sie schon vorher gewesen sind, und daß also in einem Menschen weit leichter, als in dem andern, eben dieselben Ideen, die vorher schon da gewesen sind, aufs genauste wieder hervorgebracht werden können. Ja es ist auch möglich, daß in einem Menschen, vor dem andern, die Nerven

(*) Man sehe des Herrn von Haller Physiologie. Band 5. Buch 17.

während einer weit längren Zwischenzeit diese Fähigkeit beybehalten, und daß folglich vormalige Ideen, auch nach Verlauf einer längeren Zeit, doch genau eben so, wie sie gewesen sind, wieder hervorgebracht werden können. Wo in dem feinren Nervenbau eines Menschen, diese beyde Eigenschaften im vorzüglichen Grade anzutreffen sind, da ist eine Anlage zu einem vorzüglich guten Gedächtnisse.

Je mehr also, und je verschiedenere Arten gehabter Ideen, je vollständiger, unveränderter und vernehmlicher sie sich auf vorgängige Veranlassung wieder darstellen, und nach je längern Zwischenzeiten diese Beschaffenheit sich erhält, desto besser und vollkommner ist das Gedächtniß.

Die Vollkommenheiten des Gedächtnisses, werden so wie alle sogenannte Seelenfähigkeiten, die auf gewissen Beschaffenheiten der Nerven beruhen, und davon abhängen, durch gehörige

hörige Uebung erworben und verstärkt, durch die Gewohnheit aber erleichtert.

Zu einer guten Ausbildung des Gedächtnisses, wird erfordert, erstens, daß Jemand geleitet werde, oder sich selbst dazu gewöhne, jedwede Idee, die er erlangt, und behalten will, gehörig zu appercipiren, oder sich derselben so bewußt zu werden, daß er sie nach ihren Verhältnissen von andren unterscheiden kann. Dadurch werden solche Ideen, von den übrigen mit ihnen verknüpften und verwandten Ideen getrennt, folglich wird auch die Wirksamkeit derjenigen Nerven, wodurch sie erzeugt werden, von den übrigen mitwirkenden Nerven unabhängiger, und indem die Aufmerksamkeit sich auf sie wendet, und ihre Kraft und Ausdruck vermehrt, so wird zugleich der Vortheil gewonnen, daß eben diese Nerven, wenn künftig eine Veranlassung vorkommt, leicht wieder in eben die Wirksamkeit gerathen, worin sie schon gewesen sind, und folglich eben dieselbe Idee, in eben demselben Umfange, rein und klärer als andre, die damit verknüpft sind, wieder erneuert werde. Wenn dagegen die Ideen nicht recht gefaßt, von andren damit verwandten nicht genau getrennt, und nicht klärer, als diese, gedacht werden, so ist es kein Wunder, wenn sie in Zukunft erneuert, in keiner bessern Gestalt erscheinen, als ihnen anfänglich gegeben worden, und wenn überhaupt die Nerven, von so flüchtigen Eindrücken die Anlage zu einer bestimmten Wirksamkeit nicht lange in sich behalten. Derjenige, der überhaupt viel und sehr verschiedene Arten der Ideen gehörig zu appercipiren vermag, hat eine Anlage zu einem fähigen Gedächtnisse.

Das zweyte, was zur Ausbildung des Gedächtnisses erfordert wird, ist die Wiederholung. Man muß sich selbst, oder einem

Andren,

Andren, dessen Gedächtniß gebildet werden soll, viel Veranlassungen verschaffen, um diejenigen Ideen, wobey es auf Genauigkeit ankommt, oft zu erneuern. Dabey muß man aber keinesweges mit jedweder Art und Weise, wie sich die Ideen von neuem wieder darstellen, zufrieden seyn, sondern es muß Acht gegeben werden, daß es auch genau eben dieselben sind, die es vorher gewesen.

Dieses ist das einzige Mittel, das die Seele in ihrer Gewalt hat, um gewisse Vorstellungsnerven zu gewöhnen, sich auf gehörige Veranlassung allemal wieder in eben dieselbe Wirksamkeit zu versetzen, darin sie schon ehedem gewesen sind. Denn indem die Seele bloß ihre Ideen zu bearbeiten scheint, arbeitet sie wirklich allein auf die Nerven, welche ihr die Ideen verschaffen.

Ein Gedächtniß, das die Ideen, welche es wieder hervorzubringen veranlaßt wird, in aller Absicht genau so hervorbringt, wie sie vorher gewesen, ist ein getreues Gedächtniß.

Das dritte, wodurch die Vollkommenheit des Gedächtnisses befördert wird, ist die immer mehrere Verkettung der Ideen unter einander. Man muß unabläßig besorgt seyn, einen weitläuftigen, dabey aber genauen, Zusammenhang in seine Ideen hineinzubringen. Der ganze Vorrath brauchbarer Ideen, die man einmal gefaßt hat, muß bisweilen von neuem überdacht werden. Die Ideen, die eine gewisse Gattung der Gegenstände angehen, müssen nach ihren innern Verhältnissen und Verwandtschaften zusammen gestellt, und geordnet, die Ordnungen wieder an einander gekettet, und bey den Wiederholungen zugleich sorgsam vermieden werden, sich nicht an eine gewisse Reihe oder Folge der Ideen zu gewöhnen, sondern man muß vielmehr dahin trachten, die Fertigkeit zu erlangen, jedweden innern Zusammenhang sich zum Leitfaden in Hervorrufung seiner Ideen dienen zu lassen.

Je allgemeiner der Zusammenhang der Ideen unter einander ist, je näher und genauer die eine mit der andern verbunden wird, desto öfter werden sie sich einander als Nebenideen wieder hervorbringen, und desto häufiger werden sie also selbst wiederholt. Der vermehrte Zusammenhang der Ideen, oder, was einerley ist, der Vorstellungsnerven, verschafft diesen letztren die Fertigkeit, bey jeder Veranlassung bereit zu seyn, sich mit Leichtigkeit wieder in die vormalige Wirksamkeit zu fügen, und die dadurch verursachte häufige Wiederholung, erhält in ihnen die Geläufigkeit, auch nach längern Zwischenzeiten, die vormalige Wirksamkeit wieder anzunehmen.

Ein Gedächtniß, dem jedwede gegenwartige Idee, unter gewissen Umständen eine Veranlas=

anlassung seyn kann, auf andre gehabte Ideen leicht wieder zu kommen, ist ein fertiges Gedächtniß, und hat es die Eigenschaft erlangt, auch nach längren Zwischenzeiten gehabte Ideen wieder hervorzubringen, so ist es ein behaltsames Gedächtniß.

Je fähiger, getreuer, fertiger und behaltsamer ein Gedächtniß ist, desto besser und vollkommner ist es.

§. 153.

Von den Hauptarten des Gedächtnisses insbesondre.

Alle Ideen können zu zwey Hauptgattungen gerechnet werden, wenn sie gleich sonst in Absicht ihres Inhalts, und ihrer Entstehungsart, noch so verschieden sind. Sie gehören alle entweder zu den Sachideen oder zu den Zeichenideen. Sachideen sind nicht allein die Empfindungen und Gefühle überhaupt, in so fern sie bloß an sich selbst genommen werden, sondern auch alle und jede Ideen, die daraus zusammengesetzt, davon getrennt, daher abgeleitet, oder herausgezogen sind. Die Sachideen als solche, werden auch anschauende Ideen genennt. Zeichenideen hingegen können alle Arten der Ideen seyn, in so fern sie nicht um ihrer selbst, sondern bloß um gewisser bestimmter Nebenideen willen, mit welchen sie verknüpft sind, gebraucht werden. Trennt man von den Zeichenideen die Bedeutung, oder betrachtet man sie nicht in Absicht auf dieselbe, so können sie ebenfalls als Sachideen angesehen werden weil sie unmittelbare Ideen von sinnlichen Sachen und Empfindungen sind, auch sodann nicht um ihrer Nebenidee, sondern um ihrer selbst willen betrachtet werden. Die Wörter geben uns die gewöhnlichsten Zeichenideen; wenn sie aber allein nach dem Wohlklang ihrer Verbindungen unter einander betrachtet werden, so sind sie in so fern Sachideen.

ideen. Und eben das findet auch bey allen Arten der Zeichen statt.

Zwischen den Sachideen, wenn mehrere als ein Ganzes betrachtet werden, ist der Zusammenhang, ein innerer; oder ein Zusammenmenhang, der durch gemeinschaftliche Bestimmungen und Merkmale, durch Verwandtschaft und innere Beziehungen gezeugt wird. Der Zusammenhang zwischen den Zeichenideen hingegen, als solche betrachtet, wird allein durch die Folge auf einander, oder auch durch ihr Beyeinanderseyn geknüpft. Innerer Zusammenhang findet zwischen ihnen, als Zeichenideen, nicht statt; wird er aber ja dabey angetroffen, so kommt er ihnen nur in so weit zu, als sie zugleich als Sachideen betrachtet werden. Die Ordnung und Folge der Zeichenideen, wird bloß durch den Zusammenhang ihrer Bedeutung bestimmt.

Aus

Aus diesen beyden Gattungen der Ideen, entspringen zwey Hauptarten des Gedächtnisses; das Sachgedächtniß und das Zeichengedächtniß. Beyde finden sich nicht immer im gleichen Verhältniß bey einander, oft hat das eine, oft das andre einen vorzüglichen Grad der Fähigkeit und Stärke.

Das Sachgedächtniß geht vornehmlich auf das Behalten und genaue Wiederhervorbringen der Sachideen, und wird hauptsächlich durch gehörige Aufmerksamkeit auf die Verhältnisse und den Zusammenhang der Sachideen gebildet. Es müssen diese nicht allein an sich selbst, sondern auch, so viel immer möglich, nach ihren Verhältnissen appercipirt, oder zum Bewußtseyn gebracht und genau gefaßt werden.

Das Sachgedächtniß, und die Behaltung der Sachideen, beruht nicht auf der Stärke der äußren Eindrücke, sondern allein auf dem Grad der Aufmerksamkeit, der dabey angewendet wird, und auf der richtigen, genauen und umständlichen Idee, die wir uns sodann davon machen. Wird dieses unterlassen, so löschen sich auch die stärksten Sachideen, selbst Empfindungen und Gefühle, in kurzer Zeit meist ganz aus. Sollen Sachideen im Gedächtniß behalten werden, so kann das nicht anders, als vermittelst richtig gefaßter Ideen von ihrem innern Zusammenhange, und von ihren Beziehungen auf einander, bewirkt werden; und nur vermöge dieses Zusammenhangs werden sie auch wieder hervorgebracht. Die Aufmerksamkeit sieht bey der einen Sachidee, schon die zweyte als Nebenidee, bey der zweyten die dritte, und so weiter.

Diese Wendung der Aufmerksamkeit, ist die Einsicht in den Zusammenhang, ohne welche sich kein Sachgedächtniß gedenken läßt. Wer von Natur ein glückliches Sachgedächtniß hat, dem darf nur der Grund und der Zusamsammenhang einer Sache gesagt werden; und er behält sie gewiß.

So vielerley Arten von Sachideen es giebt, so vielerley kann auch das Sachgedächtniß seyn. Ein Gedächtniß, welches vormalige bildliche Empfindungen (§. 94.) nach allen ihren Verhältnissen und feinen Unterscheidungszügen, getreu wieder darstellt, ist ein malerisches Gedächtniß. Eben so giebt es auch ein musikalisches Gedächtniß, das jedoch bloß von den Tönen in Gedanken verstanden werden muß, weil die wirkliche Nachahmung derselben durch die Stimme, außer dem Gedächtnisse, noch andre Fähigkeiten der Werkzeuge der Stimme erfordert, die nicht allemal mit dem musikalischen Gedächtnisse verbunden angetroffen werden. Es hat manchmal Jemand eine gute Singestimme, aber es fehlt ihm das musikalische Gedächtniß, und umgekehrt.

Ein gutes Zeichengedächtniß besteht im vorzüglichen Behalten und genauen Wiederhervorbringen der Zeichenideen, oder was hier einerley ist, der Ideenzeichen (§. 140.), und besonders der Wörter und der Sprache überhaupt. Der Zusammenhang der Wörter einer Rede, wird allein durch den Zusammenhang ihrer Bedeutungen, oder der Sachideen, die sie bezeichnen, bestimmt. Es kann also der Zusammenhang der Wörter einer Rede, kein innerer seyn, der auf Verhältnisse und Verwandtschaft der Wörter an sich selbst gegründet wäre. Die Folge der Wörter einer Rede, in so fern sie bloß als Zeichen betrachtet werden, ist allemal zufällig, sie sind an sich selbst in so fern allemal ohne Zusammenhang, und wenn nicht zugleich auf ihre Bedeutung gesehen wird, so kann aus dem ersten Worte niemals das zweyte und dritte, und so weiter, erkannt werden.

Ist nun die Folge der Zeichen an sich ganz zufällig, beruht sie nicht auf innern Verhältnissen der Zeichenideen unter einander, und wird sie ganz allein durch den Zusammenhang der Bedeutungen bestimmt, so ist offenbar, daß das Zeichengedächtniß die Folge der Wörter, nicht durch Aufmerksamkeit auf ihre Verwandtschaften, sondern allein auf ihre Folge nach einander, und durch öftere Wiederholung und Uebung, behalten muß. Eine nach einander folgende Wirksamkeit der Nerven, verschaft denselben, wenn gleich die unmittelbare Ideen, die dadurch erregt werden, keine Gemeinschaft mit einander haben, doch durch Wiederholung und Uebung, die Fertigkeit, daß wenn eine von solchen Wirksamkeiten wieder von neuem veranlaßt wird, auch zugleich schon die darauf folgende sich zu äußren anfängt, und als Nebenidee in den Gesichtskreis der Seele, mehr oder weniger vernehmlich eintritt.

Das Zeichengedächtniß für sich allein genommen, wird also durch Auswendiglernen geübt und gestärkt. Das Auswendiglernen aber kann dadurch sehr erleichtert werden, wenn in Absicht der Folge der Zeichen, auch ohne noch auf ihre Bedeutung zu sehen, einiger Zusammenhang, und, so viel möglich, innere Verhältnisse hineingebracht werden. Dadurch bekommen die Zeichenideen einen gewissen Anstrich von Sachidee, und die Aufmerksamkeit wird in den Stand gesetzt, diesen Verhältnissen nachzugehen, und so weit leichter von dem einen auf das andre zu kommen.

Darum läßt sich eine Folge von Wörtern, worin Sylbenmaaß, oder leicht wahrzunehmender Wohlklang und Melodie liegt, weit leichter behalten, als wo in der Verbindung der Wörter, keines von diesen zu finden ist.

§. 154.

§. 154.

Unterschied beyder Hauptarten des Gedächtnisses insbesondre.

Um Zeichen und insonderheit Wörter recht zu fassen, und gut zu behalten, ist kein so starker Grad weder der Kraft und Wirksamkeit der Nerven, noch selbst der Aufmerksamkeit vonnöthen, als zum Behalten der Sachideen erforderlich ist. Eines Zeichens oder eines Worts unmittelbare Idee, enthält vergleichungsweise allemal weniger in sich, als die Bedeutung davon, oder die damit verknüpfte Sachidee. Und wenn beyde, das Zeichen und die Bedeutung, in gleichem Maaße recht gefaßt, und zum Bewußtseyn gebracht werden sollen, so ist, aller Erfahrung zu Folge, in Ansehung des ersten weniger Anstrengung nöthig, als in Ansehung der letzten. Wahrscheinlicher Weise sind also nicht allein weniger Nerven bey den Zeichenideen in Handlung begriffen, als bey den Sachideen, son-

sondern diese Handlung wird auch noch dazu eine geringere Kraft in Ansehung der ersten bedürfen, als in Ansehung der letzten nöthig ist, weil hier allemal verschiedene Seiten einer Idee, und eine Menge Verhältnisse zugleich gefaßt werden müssen.

Die Aufmerksamkeit übersieht eine Zeichenidee mit einem Blick, und es ist leicht, sie wieder hervorzubringen. Selbst schwache Nerven, die keine große Anstrengung vertragen können, sind im Stande, Zeichenideen recht gut zu fassen, bald zu behalten, und leicht wieder hervorzubringen. Darum können auch Kinder, noch eher als sie fähig sind, den Zusammenhang und die Verhältnisse der Sachideen zu übersehen, und recht zu fassen, schon mit glücklichem Erfolge, Sprachen und andre Kenntnisse erlernen, dabey es mehr auf Zeichen und Worte, als auf gründlichen und weiten Zusammenhang der Sachideen ankommt. Das Zeichenge=

gedächtniß gelangt überhaupt leichter und früher zu einiger Fertigkeit, als das Sachgedächtniß.

Gegen diese Theorie läßt sich zwar einwenden, daß, wenn eine Sprache erlernt wird, doch niemals die Wörter allein ohne ihre Bedeutung, oder ohne Sachideen gefaßt, behalten, und wieder hervorgebracht werden, und daß folglich das Zeichengedächtniß, da es beyderley Arten der Ideen behält, und wieder darstellt, mehr Nerven in Handlung, und mehr Stärke in denselben voraussetze, als das Sachgedächtniß, das nur mit einer Art der Ideen zu thun habe, und daß also hiernach jenes auch erst später zur Fertigkeit gelangen müsse, als dieses. Allein, wenn man bedenken will, was für ein großer Unterschied sich zwischen dem flüchtigen Blick findet, der, um bloß ein Wort zu verstehen, auf die Sachidee selbst geworfen wird, und dann zwischen dem aufmerksamen Bewußtwerden einer Sachidee nach ihrem eigentlichen Umfange, ihren Beziehungen und Verhältnissen, es sey, daß sie zum ersten Mal gefaßt, oder daß sie in der Folge wieder hervorgebracht werden soll, so läßt sich bald erkennen, zu welcher von beyden Arten der Ideen, mehr Uebung, Ausdruck und Kraft der Nerven, mehr Genauigkeit in ihren Wirkungen, und mehr Handlung und Aufmerksamkeit abseiten der Seele vonnöthen sey; und welche Art des Gedächtnisses also ihrer Natur nach später zur Fertigkeit und Reife gelangen müsse.

Ueberdieß aber muß auch noch bemerkt werden, daß die vorige Voraussetzung, nicht einmal ganz richtig ist, indem, eben so wie das Zeichengedächtniß es nicht bloß mit den Wörtern, sondern auch mit ihren Bedeutungen zu thun hat, so hat es auch das Sachgedächtniß nicht bloß mit den Sachideen, sondern auch mit den Wörtern und Zeichen derselben zu thun,

und

und daß also in dieser Absicht, Vortheil und Schwierigkeit auf beyden Seiten gleich sind.

Der andre Unterschied, der zwischen dem Zeichengedächtnisse und dem Sachgedächtnisse nach Erfahrung bemerkt wird, besteht darin, daß das erste, ungeachtet es in der Jugend bey gehöriger Uebung immer zunimmt und wächst, doch mit einem gewissen Alter, bald früher bald später gleichsam zum Stillstande kommt; dann anfängt langsamer und beschwerlicher zu fassen und zu behalten, ja sich endlich bisweilen ganz verliert. Dagegen das Sachgedächtniß, ob es gleich mehr Kraft und Anstrengung erfordert, doch nicht immer in gleichem Maaße mit jenem abnimmt, sondern sich bisweilen in ganzer Kraft bis ins hohe Alter erhält. Diese Erfahrungen an sich enthalten zugleich den Grund, warum die Zeit der Jugend für die geschickteste gehalten wird, um Sprachen und andre Kenntnisse zu erlernen,

welche

welche vorzüglich auf Zeichen, und mehr auf äußren und leichten, als auf innern und tiefer liegenden Verhältnissen beruhen. Dagegen geht die Erlernung tiefsinniger Wissenschaften voll Realkenntnisse, oft noch im Alter glücklich von statten.

Dieser Unterschied des Gedächtnisses, muß sich am Ende eben so, wie andre Fähigkeiten des Gewahrnehmungsvermögens, auf eine verhältnißmäßige Beschaffenheit des Nervenorganismus gründen. Es ist eine Vollkommenheit unserer Denkungskraft überhaupt, wenn wir viele und starke Ideen auf einmal haben können; es ist aber auch eine Vollkommenheit, wenn wir die feinsten Verhältnißideen allein, und abgesondert von den reichhaltigen Ideen, daraus sie genommen sind, rein und vernehmlich gewahrnehmen können. Das erste setzt eine große und genau verbundene Mitwirksamkeit in den Vorstellungsnerven voraus; das andre aber hat eine, in Absicht der Wir-

kungen

kungen der Seele, völlig freye und ungehinderte Beweglichkeit dieser Nerven zum Grunde. Denn, wenn von irgend einer zusammengesetzten Idee, die feinsten Verhältnisse und einfachsten Ideen, allein und abgesondert betrachtet werden sollen, so müssen von der Nervenmenge, die bey der zusammengesetzten Idee wirksam war, nur die, welche solche Verhältnisse und vergleichungsweise einfache Ideen vorstellten, in vorzügliche Wirksamkeit gebracht werden, weil sie sonst niemals rein und deutlich gefaßt, und wieder erneuert werden könnten.

Diese freye Beweglichkeit der Nerven, die zum fähigen und großen Zeichengedächtnisse wahrscheinlicher Weise nothwendig ist, setzt nicht allein sehr feine, sondern auch im hohen Grade geschmeidige Nerven voraus. Beydes sind Eigenschaften, die den Nerven vorzüglich im jugendlichen Alter zukommen. Wenn nun aber auch gleich Uebung und Gewohnheit viel

dabey

dabey verbessern und verschlimmern können, so findet sich doch, auch ohne auf diese Einflüsse zu sehen, schon von Natur eine vielfältige Verschiedenheit in diesen Beschaffenheiten der Nerven, indem sie bey einigen Personen, niemals zu einer völlig freyen und ungehinderten Beweglichkeit tauglich sind, da sie entweder an sich selbst zu grob, zu verwachsen, oder sonst zu ungeschmeidig sind; bey andren hingegen scheint sich diese freye Beweglichkeit bis ins späte Alter zu erhalten.

Eine Seele von starker Aufmerksamkeit, welche dabey einen vorzüglich feinen und geschmeidigen Nervenorganismus zu Gebote hat, kann durch Uebung den Vortheil erlangen, sich, wie Cäsar, zu gleicher Zeit, viele und ganz verschiedene Ideen zur Gewahrnehmung zu bringen, und zugleich darnach zu handeln.

Das vorzüglich gute Zeichengedächtniß, äußert sich zuerst durch leichtes Auswendiglernen,

nen, und dadurch, daß es Folgen sinnlicher Eindrücke schnell und getreu behält. Dagegen verräth sich ein gutes Sachgedächtniß leicht dadurch, daß es lange Folgen von Ideen, so bald es auf innern Zusammenhang und Verhältnisse ankommt, bald und ohne Mühe behält, und getreu wieder hervorbringt.

§. 155.

Werth und Verhältniß beyder Hauptarten des Gedächtnisses gegen einander.

Ein Gedächtniß, das nur eine Reihe Zeichen, oder Ideen, die an sich selbst keinen Zusammenhang und Verwandtschaft haben, behalten könnte, würde fast gar keinen Werth für uns haben, wenn es nicht auch dabey Sachen oder Ideen, nach ihren innern Verhältnissen, durch Einsicht in ihren Zusammenhang zu behalten, und wieder hervorzubringen im Stande wäre. Glücklicher Weise aber finden sich beyde Arten des Gedächtnisses in jedwe-

dem

dem Menschen beysammen, und sind so unzertrennlich mit einander verknüpft, daß keins von beyden geübt, gebessert, und mehr ausgebildet werden kann, ohne daß auch zugleich das andere dadurch viel gewinnen sollte.

Daß wir in den Empfindungen so wohl als in den andern Arten der Sachideen, den größten Theil der Verhältnisse niemals recht appercipiren, fassen, und die Ideen derselben wieder hervorbringen könnten, wenn uns nicht Zeichen, insonderheit aber Wörter dazu behülflich wären, ist eine ausgemachte Sache; so wie es offenbar ist, daß wir uns im Gegentheil keiner Worte und Zeichen, als solcher, bedienen könnten, wenn nicht Sachideen damit verknüpft wären. Dieses ist ein Beweis, daß, indem wir Ideenzeichen und Wörter fassen und behalten, wir zugleich Sachideen gefaßt und behalten haben, und umgekehrt; imgleichen, daß, wenn die eine Art des Gedächtnisses geübt, und gebessert wird, es auch die andre zugleich werde. Gleichwohl ist es unstreitig, daß beyde Arten, weder von Natur in gleichem Maaße in einem Menschen beysammen sind, noch daß sie allemal in gleichem Verhältnisse sich ausbilden. Denn obgleich bisweilen Personen gefunden werden, die von Natur beydes, ein vortrefliches Zeichengedächtniß und ein eben so glückliches Sachgedächtniß, besitzen, so sieht man doch weit öfter, daß das eine fähiger und weit behaltsamer ist, als das andre.

Diese Schwierigkeit löst sich indessen von selbst auf, so bald man nur bedenkt, daß beyderley Arten des Gedächtnisses, ungeachtet ihrer natürlichen Verbindung, doch weder auf einerley Gründen und Ursachen beruhen, noch durch einerley Mittel befördert und ausgebildet werden. Um deßwillen kann denn auch niemals von den Beschaffenheiten des einen, auf die Beschaffenheiten des andern sicher geschlossen werden. Der Irrthum, der oft hierin ist begangen worden, hat den Wissenschaften zu keinem Vortheil gereicht. Kinder, die ein gutes Gedächtniß äußerten, und was für eins können Kinder anders äußern, als ein Wortgedächtniß? wurden um deßwillen zu künftigen Gelehrten bestimmt, und sie blieben, wenn ihnen daß Sachgedächtniß in der Folge schwer geworden, seichte Köpfe, höchstens blinde Nachbeter in wissenschaftlichen Sachen. Andre hingegen, die im Auswendiglernen nicht so viel Fähigkeit bewiesen, sind oft, als stumpfe Köpfe, von den Wissenschaften zurück gehalten worden, da sie doch vielleicht ein gutes Sachgedächtniß besessen, und für die gründlichen Wissenschaften brauchbar hätten erzogen werden können. Schulmänner und Andre, die Gelegenheit haben oft Köpfe zu prüfen, werden diese Anmerkung nicht ungegründet finden.

Wer

Wer von Natur ein fähiges Wortgedächtniß, oder überhaupt ein fähiges Zeichengedächtniß besitzt, ist leicht der Versuchung ausgesetzt, sich des Sachgedächtnisses selten gehörig zu gebrauchen, und folglich die nöthigen Uebungen darin zu verabsäumen. Es wird ihm weit leichter, eine Folge von Gedanken den Worten nach zu behalten, als sich ihren Zusammenhang durch angestrengte Aufmerksamkeit zum rechten Bewußtseyn zu bringen, und denselben genau zu fassen. Es ist natürlich, daß derjenige, der leicht eine Reihe Wörter behält, und derselben Bedeutung flüchtig übersieht, sich bald überreden kann, auch die dadurch bezeichneten Sachideen selbst nach ihrem innern Zusammenhange gefaßt zu haben, und weil er es also für überflüßig ansieht, sich die letztren noch auf eine beßre und genauere Weise vorzustellen, so gewöhnt er sich nach und nach zu dieser leichten Art, die Ideen bloß den Worten nach zu fassen, und sein Sachgedächtniß bleibt ohne Uebung und Cultur. Hierzu kommt dann noch oft, um vollends einen solchen Kopf zu gründlichen Wissenschaften untüchtig zu machen, das unzeitige Lob der schnellen Einsicht, des geschwinden Begreifens, und der fähigen Erkenntnißkraft. Alles Eigenschaften, die an sich vortreflich sind, aber für ein bloß fähiges Wortgedächtniß nicht passen.

Wer dagegen, bey einem von Natur glücklichen Sachgedächtniß, ein schweres Zeichengedächtniß besitzt, kann auf der andern Seite gleichfalls leicht dahin kommen, alle Uebungen in dem Zeichengedächtnisse zu vernachläßigen; zumal, wenn er dabey gewahr wird, daß er die Sachen selbst, worauf es doch eigentlich nur ankommt, durch seine Art sie zu betrachten und zu fassen, oft weit umständlicher und gründlicher behält, als andre, die sich eines glücklichern Zeichengedächtnisses zu rühmen haben. Der Schaden aber, der nothwendiger Weise von dieser Vernachlässigung entstehen muß, besteht darin, daß ein solcher Mensch niemals irgend eine Sprache völlig in seine Gewalt bekommt. Er bleibt unaufmerksam auf Worte, und auf die beste Art sie zu verbinden, und kann folglich die Sachideen, davon oft sein Kopf voll ist, nicht gehörig bezeichnen, und sie ausdrücken. Er hat nicht viel Wahl unter den Worten, die er gebrauchen kann, und noch weniger unter den Wendungen, die seinen Gedanken gegeben werden könnten. Er gelangt also selten zu der glücklichen Fertigkeit, sich allemal leicht und gut auszudrücken, denn ohne vielfältige Uebung ist diese nicht zu erwerben. Außerdem aber verliert ein solcher Mensch zugleich das nicht zu verachtende Verdienst, ein angenehmer und unterhaltender Gesellschafter zu seyn, das ihm sonst bey dem Reichthum seiner Sachkenntnisse oft leicht zu erwerben gewesen seyn würde.

Es müssen also beyde Arten des Gedächtnisses von Jugend auf geübt, und so geübt werden, daß keines von beyden, einen für das andre schädlichen Vortheil gewinne. Man muß sich angewöhnen, oder von Andren geleitet werden, auf die Bedeutung der Worte, oder auf die Sachideen, und ihre innere Verbindung, so viel Aufmerksamkeit zu wenden, als hinlänglich ist, um sie völlig zu fassen, und sich ihrer eigentlich bewußt zu werden, und dann zugleich bemüht seyn, sich oft die zweckmäßigsten Ausdrücke und die beste Verbindung derselben wohl einzuprägen, auch oft die besten Stellen guter Autoren auswendig zu lernen. Auf diese Weise hilft die eine Art des Gedächtnisses allemal der andren, denn die Sachen erinnern uns an die Zeichen, und die Zeichen an die Sachen.

Ein

Ein Mënsch, der zu seinen Ideen entweder gar keine, oder doch keine so leichte Zeichen hat, als die Wörter sind, wird selbige bald aus seinem Gedächtnisse verlieren; denn Ideen, die an keine Zeichen gebunden sind, löschen sich bald aus, weil der Seele die leichten Veranlassungen, um sie wieder hervorzubringen, und zu erneuern, ich meyne, die Zeichenideen nicht vorschweben. Wo die Seele keine Ideenzeichen hat, da müssen die Ideen selbst immer wieder von neuem erfunden werden, das ist, sie müssen, nach den Verhältnissen ihres innern Zusammenhangs mit der gegenwärtigen Idee, erst nach und nach wieder klar gemacht werden. Dieses ist auch die Ursache, warum Taube und Stumme ihre erlernte Kenntnisse, wenn sie nicht oft darin geübt werden, so leicht wieder vergessen.

Neunte Abtheilung.
Die Erinnerung.

§. 156.
Von der Erinnerung überhaupt, und den Schwierigkeiten, die sich bey der näheren Erklärung derselben finden.

Vormals gehabte Ideen, können auf dreyerley Art und Weise wieder erneuert werden. Einmal, wenn die Sache selbst eben dieselben Empfindungen, die sie vorher schon einmal hervorgebracht hat, von neuem wieder hervorbringt; dazu gehört, wenn ein Andrer, durch Zeichen und Worte, eben dieselben Ideen, die wir schon gehabt haben, in uns wieder erneuert. Zweytens, wenn bey Gelegenheit gewisser gegenwärtiger Ideen, sie mögen erzeugt seyn, wie oder wodurch es wolle, andre vormalige Ideen, bloß vermöge der Mitwirksamkeit

samkeit der Nerven, oder der Association der Ideen, wieder erweckt werden. Und drittens, wenn wir eine vergangene Idee, davon uns nur noch einige geringe Umstände beywohnen, mit Fleiß selbst wieder aufsuchen, und so die vormalige Idee durch die eigene Thätigkeit unsrer Seele wieder erneuern.

Es ist leicht einzusehen, daß in diesen und allen andren Fällen, wenn es mehrere giebt, überhaupt eine vergangene Idee in uns wieder gegenwärtig seyn kann, ohne daß es dabey nothwendig sey, daß wir uns zugleich erinnern, diese Idee sey eben dieselbe, die wir vor diesem schon gehabt haben. Wir bekommen oft wirklich mancherley vorige Ideen wieder, ohne uns dabey zu erinnern, daß wir sie schon gehabt haben. Selbst in dem angeführten dritten Fall, kann die gesuchte Idee, wie oft zu geschehen pflegt, wirklich gefunden seyn, und uns doch dabey die Erinnerung mangeln, daß es die gesuchte in der That sey.

Die eigentliche Erinnerung selbst, ist also von der bloßen Erneuerung vormaliger Ideen ganz und gar verschieden, und keine nothwendige Folge davon. Wenn Ideen, vermöge ihrer Association, es sey mit oder ohne Vorsatz, erneuert werden, so ist das allemal ein Werk des Gedächtnisses. Es kann also auch das Gedächtniß, ohne die Erinnerung wirksam seyn.

An sich selbst besteht die Erinnerung, wie ein Jeder bey sich selbst gewahr werden kann, in der Anerkennung, daß eine gewisse gegenwärtige Idee eben dieselbe sey, die wir schon ehemals gehabt haben. Man kann sie betrachten, entweder als Handlung und Geschäfte der Seele, wodurch die Anerkennung gewirkt wird, oder als die Idee, welche als das Resultat dieses Geschäftes ist erzeugt worden, und dann ist sie das Anerkenntniß selbst, oder die Idee, daß eine andre eben die sey, die wir schon gehabt haben.

Man mag aber die Sache nehmen wie man will, so scheint es schwer, mit Gewißheit sagen zu können, ob die Erinnerung ein einfaches ursprüngliches Vermögen der Seele sey, oder, wenn sie es nicht ist, wodurch sie eigentlich gewirkt, und wie das Anerkenntniß einer vormaligen Idee in der Seele erzeugt werde. Es entsteht dabey die Frage, ob die Seele es an der gegenwärtigen Idee für sich selbst, und allein genommen, schon erkenne, daß sie solche schon vorhin gehabt, oder ob sie das erst an den Verhältnissen der itzigen und der vorigen, und folglich durch Vergleichung beyder Ideen, gewahr werde? In beyden Fällen aber bleibt doch noch immer auszumachen: woran eigentlich erkennt die Seele das, und wie gelangt sie zur Erinnerung?

§. 157.

§. 157.

Hypothesen, um diese Schwierigkeiten zu heben.

Es war ganz natürlich, daß man anfänglich hier so, wie in andern Dingen, die der Seele allein beygemessen wurden, bey dem, was klare Erfahrung zu seyn schien, stehen blieb. In dem Geschäfte der Erinnerung, ließ sich nicht viel Unterscheidendes deutlich empfinden, und die Physiologie der Nerven und des Gehirns, besonders in Absicht dessen, was beyde zum Denken und Empfinden eigentlich beytragen können, war noch gar nicht, oder doch nicht in dieser Beziehung bearbeitet. Man blieb also bloß dabey, daß die Seele an und für sich selbst, so wie sie alle Empfindungen und Gedanken in sich selbst aufbewahre, eben so auch das ganze Geschäfte der Erinnerung allein vollbringe, und ihre gehabte Vorstellungen, durch eine innerliche Anstrengung, gleichsam

sam aus dem Seelengrunde hervorhole, vergleiche, und wieder erkenne.

Zu begreifen war das freylich nicht; allein, wie viel Unbegreifliches findet sich nicht überall in der Natur! und also machte man sich keinen Kummer darüber, ob das Unbegreifliche noch um Eins vermehrt würde, oder nicht. Genug, es war eine verborgene Beschaffenheit der Seele. Als darauf vollends die strenge Einfachheit der Seele vestgesetzt wurde, so schien nichts klärer zu seyn, als daß ein geistiges einfaches Wesen, neben der selbstthätigen Wiederhervorbringung der Ideen aus sich selbst, auch mit Erinnerung begabt seyn müsse. Das war aber doch alles nur wahrscheinliche Hypothese.

In der Folge, als man anfieng, über die genaue Uebereinstimmung des Körpers und der Seele mehr nachzudenken, und die nähern Gründe ihres wechselseitigen Einflusses mehr aufzu-

aufzusuchen, besonders aber die Erscheinungen der oft sehr wunderbaren Zufälle, die sich mit dem Gedächtnisse ereignen, besser zu erwägen, und dabey die Wirkungen der Nervenkrankheiten auf Einbildungskraft, Gedächtniß und Erinnerung genauer zu beobachten, da gerieth man vorerst auf die Muthmaaßung, daß doch wenigstens die Eindrücke gehabter Empfindungen, nicht in der Seele selbst, sondern in dem Nervengeflechte des Gehirns, das zunächst auf sie wirkt, oder zu wirken scheint, aufbehalten werden müßten. Hierauf gieng man noch weiter, und fand es auch wahrscheinlich, daß sich die Seele, selbst zu ihren intellectuellen Ideen, gewisser Nerven oder Fibern, als Werkzeuge bedienen möchte; ja, daß es unmöglich sey, daß überhaupt eine Seele ganz ohne Körper, als den hinreichenden Grund ihres Gesichtspunkts, und das Werkzeug ihrer Gedanken, bestehen könne.

Diese

Diese Hypothese mußte in der Folge nothwendig auf Schwierigkeiten stoßen, die sich allemal bey jeder Hypothese, ehe sie zur Gewißheit gebracht ist, einstellen, so bald sie zur Erklärung aller und jeder einzelner Wirkungen angewendet werden soll. Indessen war es demungeachtet doch natürlich, noch immer weiter auf diesem Wege fortzugehen, und den Versuch zu machen, auch die Entstehungsart und die Natur eines jeden Seelenvermögens daraus begreiflich zu machen.

Ich will nicht behaupten, daß jene erste Hypothese, nicht auch ihre große Schwierigkeiten hat. Man sah sie aber nicht, oder wollte sie nicht sehen. Denn, vermöge der gangbaren Definition der Seele, war es gar nicht nöthig, sich auf die Entstehungsart der Vermögenheiten derselben an und für sich selbst einzulassen. Die Begriffe davon lagen schon in der Definition, und man beruhigte sich mehrenrentheils dabey, daß die Sache nun auch wohl selbst eben so in der Natur der Seele schon liegen würde.

So bald man nun aber angenommen hatte, daß die Ideen, derer sich die Seele wieder erinnert, nicht in ihr selbst, sondern in ihren Nervenwerkzeugen, es sey auf welche Art es wolle, aufbewahrt werden, so bald war auch die Folge klar, daß unmöglich weiter behauptet werden konnte, die Erinnerung bestehe in einer Fähigkeit, die der Seele an und für sich selbst so zukomme, und ihr so eigen bleibe, daß, wenn sie auch vom Körper, und von allen Werkzeugen ihrer Ideen getrennt wäre, sie sich doch ihrer vormaligen Ideen zu erinnern im Stande sey. Denn, nicht zu gedenken, daß die Seele, zu Folge der vorigen Voraussetzung, sodann gar keine Ideen erlangen könnte, so würde es doch, wenn sie ja welche, es sey durch was für Mittel und Wege es wolle,

erlangt

erlangt hatte, zur Erinnerung immer nothwendig bleiben, das Andenken einer vormaligen Idee mit der gegenwärtigen zu vergleichen, um dadurch zum Anerkenntniß zu gelangen, daß beyde Ideen ebendieselben wären. Sollte nun die Seele dieses Andenken aus sich selbst herausholen, so müßte sie ja die vergangene Idee in sich selbst aufbehalten haben; das ist aber eben das, was die Hypothese leugnet. Denn nach derselben kann die Erinnerung eben so wenig ein Geschäfte seyn, das die Seele an und für sich selbst zu vollbringen im Stande wäre, als eine Fähigkeit, die der Seele unbedingt, und an sich selbst, zukommen sollte; vielmehr muß darnach die Erinnerung eben so wohl, als die Ideen selbst, von den Nerven abhängig seyn, und allein vermöge derselben in die Seele gewirkt werden. Wie das aber eigentlich zugehen sollte, das gab eben neue Schwierigkeiten.

Der unbekannte Verfasser des Versuchs der Psychologie, der diese Schwierigkeiten einsah, versuchte durch eine zweyte sehr sinnreich ausgedachte Hypothese, die Sache zu erklären. Er sagt (*):

„Um das zu begreifen, darf man nur voraussetzen, daß der Eindruck, welchen die zum ersten Mal bewegten Fibern auf die Seele machen, nicht genau mit demjenigen einerley ist, welchen diese Fibern hervorbringen, wenn sie auf dieselbe Art zum zweyten, dritten, vierten Mal bewegt werden. Die Empfindung, welche durch diese Verschiedenheit des Eindrucks erzeugt wird, ist die Erinnerung.„

Herr Bonnet, der überhaupt diesem seinen Vorgänger in den Hauptsachen durchgehends

(*) Essai de Psychologie. Chap. 5. In der Dohmschen Uebersetzung, Seite 12.

hends folgt, sagt in seinem Analytischen Versuch über die Seelenkräfte eben das (*).

Allein, wenn man in Erklärung der Art und Weise, wie sich die Erinnerung in der Seele erzeugen soll, allein bey der erneuerten Idee, oder, was hier einerley ist, bey denjenigen Nerven und Fibern, wodurch allein die gegenwärtige Idee, daran man sich der vorigen erinnert, hervorgebracht ist, stehen bleibt, so wird, wie es mir wenigstens deucht, die Schwierigkeit bloß weiter geschoben, aber nicht aus dem Wege geräumt. Ich kann es zugeben, daß die Nerven, wenn sie zum zweyten, dritten, vierten Male eine und eben dieselbe Idee hervorbringen, mehr Geschmeidigkeit, Disposition, und Fertigkeit dazu äußeren

(*) 1ter Band, Seite 64. der Schützischen Uebersetzung.

ren mögen, als beym ersten Male; ob ich wohl, nebenher gesagt, dafür halte, daß die Vermehrung der Disposition und Fertigkeit in den Nerven, nicht so wohl auf die bloße Hervorbringung einer Idee, als vielmehr auf die Verbindung, Trennung, und überhaupt auf den Zusammenhang derselben, einen Einfluß haben kann. Wir finden wohl, daß uns dieses, aber niemals jenes, zum ersten Male Mühe macht. Außerdem aber scheint es mir auch, daß aller Unterschied für die Seele, ob gewisse Nerven zum ersten Male, oder schon öfter, auf einerley Weise in Wirksamkeit gewesen, so bald er merklich wird, in nichts anders, als in einem gewissen Gefühle der Neuheit bestehen könne, in so fern es nämlich an und für sich selbst zugleich wahrgenommen werden kann. Denn es giebt oft Fälle, da wir gewisse Ideen, unstreitig zum ersten Mal bekommen, ohne

dabey

dabey weder ein Gefühl der Neuheit noch der Schwierigkeit zu spüren.

Gesetzt aber, dem sey also; ich will es einräumen, die Nerven sollen, wenn die Seele eine und eben dieselbe Idee zum zweyten, dritten, vierten Mal wieder bekommt, mehr disponirt und geschmeidiger seyn, als beym ersten Mal, und das Gefühl dieser Verschiedenheit der Eindrücke, soll die Erinnerung ausmachen. Nun frage ich, wie und woher ist denn die Seele vermögend, aus dem zweyten, oder welchem der folgenden Eindrücke man will, wenn er für sich allein genommen wird, diese Verschiedenheit zu erkennen? Denn es ist doch wirklich an sich klar, daß die Verschiedenheit zweyer Dinge nicht aus dem einen allein, sondern erst durch Vergleichung beyder, erkannt werden kann. Vergleicht aber die Seele, indem sie sich einer Idee erinnert, den gegenwärtigen Eindruck mit einem der vorhergegangenen, so kann ja nicht gesagt werden, der Eindruck allein, der eine gegenwärtige Idee erzeugt, sey die einzige Erforderniß zur Erinnerung; da sodann vielmehr eben daraus zu beweisen wäre, daß sie erst den vorhergegangenen Eindruck, oder die vergangene Idee von eben der Sache, mit der gegenwärtigen Idee, oder mit dem gegenwärtigen Eindrucke, zusammen halten müsse. Ist aber das richtig, wie es nicht anders seyn kann, so entsteht wieder von neuem die Frage: woher nimmt die Seele das Andenken eines vorhergegangenen Eindrucks, oder einer vormals gehabten Idee? Aus sich selbst! Das geht nicht an, so bewahrte sie ja ihre Ideen in sich selbst auf. Aus andren Eindrücken und Nervenwirkungen! Das geht auch nicht an; denn es liefe gegen die Hypothese, daß die Seele allein aus der Geschmeidigkeit der Nerven bey einem gegenwärtigen

tigen

tigen Eindruck, die Verschiedenheit desselben, vom ersten Eindruck gewahr werden soll. Ich bin also wieder eben da, wo ich war, und die Schwierigkeit ist nicht gehoben.

Dem scharfsichtigen Blick des Erfinders dieser Hypothese, ist die Unzulänglichkeit derselben nicht ganz entgangen. Er setzt deßwegen hinzu: die Seele werde fast beständig von mehr Ideen zugleich afficirt, und die Wiedererscheinung einer derselben, erwecke auch gemeiniglich einige von denen, die sie vormals begleiteten; und das sey eine andre Quelle der Erinnerung. Herr Bonnet aber, dem dieser Zusatz nicht wichtig geschienen haben muß, erwähnt dieser zweyten Quelle, die mir die einzige wahre zu seyn scheint, am angeführten Orte gar nicht.

§. 158.

Die Erzeugung der Erinnerung setzt nothwendig die Unterscheidung der bloßen Empfindungsideen von den Empfindungen selbst, und des Vergangenen vom Gegenwärtigen, zum voraus.

Wenn die Erinnerung nicht als Fähigkeit und Handlung der Seele, sondern als das Resultat davon, und als eine Idee betrachtet wird, so ist nach dem vorigen (§. 156.) schon klar, daß sie keine nothwendige und unmittelbare Folge, weder vom Gedächtnisse, noch von irgend einer Empfindung, oder andern bloß leidenden Idee seyn könne, sondern daß sie ihren Grund allein in einer Handlung der Seele, davon sie das Resultat ist, haben müsse. Es läßt sich auch leicht einsehen, daß die Idee, oder das Anerkenntniß in uns, daß eine gewisse andre Idee eben dieselbe sey, die wir schon gehabt haben, sich nicht eher in Jemanden erzeugen könne, als bis er schon angefangen hat, von seinen Ideen einigen Gebrauch zu machen;

er muß schon gegenwärtige Ideen von vergangenen leicht zu unterscheiden, und zugleich ihre Uebereinstimmungen und Verschiedenheiten gewahrzunehmen wissen, ehe er der eigentlichen Erinnerung fähig ist. Denn, wenn er das nicht kann, sondern wenn wirkliche Empfindungen und bloße Empfindungsideen ihm einerley sind, wenigstens, wenn er ihren Unterschied einzusehen und zu fassen nicht im Stande ist, so ist er auch außer Stande den Unterschied zwischen dem Vergangenen und Gegenwärtigen gewahrzunehmen, folglich auch aller eigentlichen Erinnerung unfähig, da in seiner Seele sich das Anerkenntniß, daß eine gegenwärtige Idee eben dieselbe sey, die er schon gehabt hat, niemals bilden kann.

Wenn also gezeigt werden kann, wie die Seele zur Idee des Vergangenen und Gegenwärtigen, und zugleich des Uebereinstimmigen darin, gelangt, so wird auch begreiflich seyn, wie sich die eigentliche Erinnerung in der Seele erzeugt.

Um die Frage, worauf es hierbey ankommt, recht ins Licht setzen zu können, ist als unstreitig zum voraus zu setzen, daß sich vom Anfang unsers Lebens an, zwischen allen unsren Empfindungen, gleichzeitigen so wohl, als nachfolgenden, ein solcher Zusammenhang entspinne, daß, wenn eine davon uns wiederum gegenwärtig wird, sodann auch von den vorhergegangenen sich zugleich manche Idee, nach Verhältniß des Orts, der Zeit, und der Uebereinstimmung in den Gesichtskreis der Seele mit hineindränge, und von selbst wieder erneuert werde. Es läßt sich behaupten, daß ein Mensch, und überhaupt ein Geschöpf mit einem thierischen Nervenorganismus, wenn es in dem ersten Augenblick seines Daseyns äußre Empfindungen hat, in dem zweyten schon Empfindungsideen zugleich haben müsse, und daß diese Ideen sich nach und nach in dem Maaße, als die Mitwirksamkeit seiner Nerven von Dauerhaftigkeit ist, sehr vermehren und vervielfältigen müssen. Außer diesen bloßen Empfindungsideen, hat aber der Mensch, und alle ihm ähnliche Geschöpfe, noch den großen Vorzug, daß er sich aus diesen, vermöge des eigenthümlichen Charakters seiner Seele, noch eine andre Gattung von Ideen selbst schaffen kann; und das sind die abstracten und allgemeinen Ideen, oder überhaupt, die Ideen von Ideen (§. 129.).

Da nun also jedweder Mensch, vom Anfang seines Lebens an, in den Zustand kommt, daß alle seine gegenwärtige Empfindungen nothwendig allemal mit Ideen vergangener Empfindungen vielfältig vermischt, und immerwährend davon begleitet seyn müssen, so entsteht die Frage, wie denn der Mensch seine gegenwärtige wirkliche Empfindungen von den ver-

vergangenen unterscheiden lerne, und wie er überhaupt zur Idee des Gegenwärtigen und Vergangenen gelange?

Diese Frage kurz zu beantworten, ist so leicht nicht, als es in den meisten Fällen einem Jeden leicht fällt, diesen Unterschied praktisch in seinen Handlungen zu beobachten, und darnach seine Maaßregeln sicher zu nehmen. Sehr voreilig und obenhin wäre es geurtheilt, wenn sich Jemand hierin geradezu auf den gesunden Menschenverstand berufen wollte, weil jeder vernünftige Mensch das Vergangene vom Gegenwärtigen zu unterscheiden weiß. Denn der Vernunftforscher kann sich dabey nicht beruhigen, er muß erst wissen, was gesunder Menschenverstand ist, ob er erworben und verbessert, oder ob er so, wie Thätigkeit und Gewahrnehmung, dem Menschen schon angeboren wird, und uns ursprünglich eigen ist. Diese vorläufigen Fragen aber, können hier noch nicht beantwortet werden.

So viel ist wohl aber gewiß, daß die sichere Unterscheidung des Vergangenenen und Gegenwärtigen, und die Idee dieses Unterschiedes, ihren eigentlichen Grund in entferntern Quellen, als in dem Unterschiede der Nervenäußerungen, an und für sich selbst betrachtet, so wie sie als Ideen von der Seele unmittelbar wahrgenommen werden, gesucht werden muß. Denn eine gegenwärtige Empfindung ist der Seele nicht mehr und nicht weniger gegenwärtig, als die damit vergesellschafteten Ideen vergangener Empfindungen es sind. Von beyden sind die Nervenäußerungen, wodurch sie veranlaßt werden, der Seele gleich gegenwärtig (§. 90.).

Ehe also noch die Erzeugung der Idee des Unterschiedes zwischen dem Vergangenen und Gegenwärtigen deutlich erklärt werden kann, ist

ist auszumachen, was für einen Unterschied die Seele zwischen den Empfindungen selbst und den bloßen Empfindungsideen wahrzunehmen im Stande ist, oder an was für Beschaffenheiten sie beyde von einander unterscheidet.

§. 159.

Wie die Idee des Unterschiedes zwischen wirklichen Empfindungen und bloßen Empfindungsideen in der Seele erzeugt wird.

Man hat gesagt, die Stärke und Schwäche entscheide hier alles, weil die Erfahrung lehre, daß erweckte Ideen vergangener Empfindungen nicht mit so viel Stärke und Lebhaftigkeit erscheinen, als wirkliche Empfindungen selbst. Und man kann noch hinzufügen, daß diese Erfahrung sich schon aus den Gründen der Sache selbst begreiflich machen lasse, da in dem einen Fall die Nerven der sinnlichen Werkzeuge mitwirken, in dem andern aber nicht.

Allein,

Allein, obgleich nicht zu leugnen ist, daß insonderheit in einigen Gattungen der Empfindungen, die Eindrücke, wovon die Seele eine Gewahrnehmung hat, weit stärker und lebhafter seyn müssen, als sie es bey den bloßen Empfindungsideen, dabey die gröbren Nerven nicht mitwirken, seyn können, so folgt doch daraus noch nicht, daß dieser Unterschied eben derjenige sey, der für die Seele der entscheidende sey, und der in allen Fällen das charakteristische Kennzeichen mit sich führe. Denn es giebt wirklich Personen von starker Einbildungskraft, die den Ideen ihrer vergangenen Empfindungen oft weit mehr Lebhaftigkeit zu geben wissen, als dieselben damals hatten, da sie wirkliche Empfindungen waren. Sollte nun die Seele nach dem Unterschiede der Stärke und Schwäche allemal verfahren, und ihr unmittelbares Urtheil darauf gründen, so müßte sie gewiß in dieser Sache weit mehr Irrthümer bege=

begehen, als man findet, daß wirklich begangen werden. Wessen Kopf in gesundem Zustande ist, der wird durch die Lebhaftigkeit seiner Ideen allein nicht zweifelhaft gemacht werden, ob sie bloß Ideen oder wirkliche Empfindungen sind. Ueberdieß aber steht es auch noch dahin, ob einmal die natürliche Stärke und Schwäche von beyden, mit einander in eigentliche Vergleichung gebracht werden kann (§. 28.). Die Stärke und Lebhaftigkeit der Ideen an sich, oder der Eindrücke, wodurch sie veranlaßt werden, kann also, meines Erachtens, nicht für ein allgemeines sicheres Kennzeichen zwischen wirklichen Empfindungen und bloßen Empfindungsideen angenommen werden.

Als ein andrer allgemeiner Unterschied wird angegeben, daß, in Ansehung wirklicher Empfindungen, es in unsrer Gewalt stehe, die Ideen mit gleicher Klarheit und Lebhaftigkeit, so lange es uns beliebt, zu unterhalten, und durch mehrere Versuche, auch unter veränderten Umständen, sie mit immer gleich bleibender Klarheit so oft wieder zu erneuern, als wir nur immer wollen. Dagegen, in Ansehung der bloßen Ideen vergangener Empfindungen, wir es nicht in unsrer Macht haben, sie mit ihrer ursprünglichen Klarheit und Lebhaftigkeit, allemal wieder darzustellen; oder, wenn es ja geschieht, es doch nicht von uns, sondern von gewissen Umständen und zufälligen Dispositionen abhänge. Diesem Kennzeichen, wenn es recht angewendet wird, und die Berichtigung unsrer Empfindungen vermittelst des Gebrauchs aller Sinne vorhergegangen ist, muß man wenigstens, so lange unser Kopf in seinem gesunden und natürlichen Zustande sich befindet, die Allgemeinheit zugestehen, und es kann auch darauf die Unterscheidung wirklicher Empfindungen von bloßen Empfindungsideen sicher gegründet werden. Allein, es gehört nothwendig dazu der richtige Gebrauch unsrer Sinne.

Ein dritter allgemeiner Unterschied findet sich in der Verschiedenheit des beyderseitigen Ursprungs. Die bloßen Empfindungsideen können der Seele durch keinen andern Weg zur Ansicht gebracht werden, als entweder vermittelst der Wirkung gegenwärtiger wirklicher Empfindungen, in so fern diese mit vorhergegangenen andern Empfindungen, dem Orte, der Zeit, oder der Uebereinstimmung nach, in Verhältniß und Verbindung stehen, und so die Ideen derselben wieder erweckt werden; oder durch Wirkung andrer gleichfalls bloßer Empfindungsideen, oder endlich auch durch Ideen andrer Art, in so fern sie mit selbigen vermöge der angeführten Verhältnisse, zusammenhängen.

Die Gegenwart bloßer Empfindungsideen setzt also nothwendig zum voraus, daß schon andre Ideen der Seele gegenwärtig seyn müssen. Denn ihre Quelle und unmittelbare Veranlassung, liegt allemal innerhalb des Wirkungskreises der Seele, es sey, daß sie allein durch Mitwirksamkeit der Nerven erneuert, oder, daß zugleich die Thätigkeit der Seele das Ihrige dazu mit beytrage. Eine wachsame Aufmerksamkeit kann in den meisten Fällen den Grund ihrer Veranlassung entdecken, und den Zusammenhang davon entwickeln.

Ganz anders verhält es sich mit den wirklichen Empfindungen. Ihre Quelle und nächste Veranlassung liegt allemal außerhalb des unmittelbaren Wirkungskreises der Seele. Sie setzen, um gegenwärtig zu seyn, in uns keine Idee, sie sey von welcher Gattung es sey, zum voraus; sie verlangen nichts, als die Wirkung schicklicher Gegenstände auf unsre sinnliche Werkzeuge. Um deßwillen ist es unmöglich, daß auch die wachsamste Aufmerksamsamkeit, den unmittelbaren Grund ihrer Veranlassung, in irgend einer unsrer gegenwärtigen Ideen finden, oder ihren unmittelbaren Zusammenhang damit entwickeln könne, wenn wir gleich oft unmittelbarer Weise, vermöge gewisser Handlungen, sie noch so sehr selbst veranlaßt haben.

Diese Unterschiede zwischen wirklichen Empfindungen und allen andern Arten der Ideen, die sich entweder einzeln oder zusammen, in jeder wirklichen Empfindung, die mit andern Ideen vermischt ist, und sie sind es alle, der Gewahrnehmung des Menschen, von seiner ersten Kindheit an, unaufhörlich darbieten, würden gewiß nicht verfehlen, seine Beachtsamkeit (§. 129.) sehr bald auf sich zu ziehen, zumal ein jeder Irrthum, der anfänglich darin begangen wird, die Aufmerksamkeit für künftige Fälle desto mehr reizen müßte; ich sage, sie würden gewiß nicht verfehlen, die Idee des

Unter-

Unterschiedes und des Kennzeichens zwischen Empfindungen und Ideen sehr bald zu erzeugen, wenn man sich auch den Menschen als einzeln und hingeworfen auf diesen Erdball, ohne Unterricht und Gesellschaft, vorstellen wollte. Mehr aber als Aufmerksamkeit auf diese Unterschiede bedarf es nicht, um die Idee dieses Unterschiedes sogleich zu bilden; die dann in der Folge, zumal wenn sie mit einem Zeichen oder Worte verknüpft worden, sich in allen ähnlichen Fällen, vermöge der Ideenassociation von selbst wieder einstellt.

§. 160.

Wie sich die Idee des Vergangenen, und endlich die Erinnerung selbst in der Seele erzeugt.

Wenn man sich einen Menschen gedenkt, der mit seinen Empfindungen und Empfindungsideen noch gar nichts weiter anzufangen wüßte, als daß er allein den Unterschied dazwischen zu bemerken, und sie also von einander zu unter=

unterscheiden im Stande wäre, so würde um deßwillen allein noch nicht folgen, daß er nun auch sogleich das Vergangene vom Gegenwärtigen unterscheiden könnte. Denn, wenn gleich die wirklichen Empfindungen zugleich etwas Gegenwärtiges sind, und alle Empfindungsideen ihre Quelle von vergangenen Empfindungen ableiten, mithin in beyden zusammen, die Ideen des Gegenwärtigen und Vergangenen liegen, so sind doch die Empfindungsideen, so wie sie sich von selbst der Seele wieder darstellen, nicht allemal Ideen vergangener wirklicher Empfindungen im eigentlichen Verstande.

Denn die Empfindungsideen, und wenn gleich noch keine andre Gattung der Ideen dazu genommen wird, verbinden sich während des Fortgangs unsers Lebens immer mehr und mehr unter einander, und verbinden sich insonderheit gerne, nach allen Arten der Verhältnisse des Uebereinstimmigen und Aehnlichen, dergestalt mit einander, daß, wenn ihnen freyer Lauf gelassen bleibt, selten eine davon der Seele genau so wieder zu Gesichte kommt, als sie zu der Zeit war, da die Empfindung selbst wirklich und gegenwärtig gewesen. Das Uebereinstimmige und Aehnliche in ihnen, schmilzt, wenn sie erneuert werden, in Eins zusammen, und insonderheit werden die angenehmen oder unangenehmen Gefühle, die mit gewissen Empfindungen verknüpft gewesen, in der Folge leicht von einer Empfindungsidee auf die andre übergetragen; so, daß es sich in der That nur selten trift, daß eine Empfindungsidee, dafern nicht die Aufmerksamkeit darüber besonders wacht, das ganze und richtige Bild einer vergangenen Empfindung getreu wieder darstellt (§. 91. 92.). Auf diese Weise wird also eine Menge Empfindungsideen in uns erzeugt, die zwar alle in wirklichen Empfindungen ihre erste Quelle haben, einzeln aber betrachtet, nicht als eigentliche Ideen einer vormals wirklichen Empfindung angesehen werden können. Und in so fern liegt dann auch nicht die wahre Idee des Vergangenen unmittelbar in ihnen.

Es ist also noch ein neues Geschäfte der Seele nöthig, um zu erkennen, ob eine gewisse Empfindungsidee, das richtige Bild einer vormals gehabten wirklichen Empfindung sey. Und das führt zur Untersuchung der Unterscheidungszeichen, woran die Seele zu erkennen vermag, ob eine gewisse Empfindungsidee genau eben dieselbe sey, die ehemals durch eine wirkliche Empfindung hervorgebracht worden.

Zuerst ist zu bemerken, daß kein Augenblick unsers Lebens, ganz ohne äußre Empfindung, es sey denn, daß Schlaf oder Krankheit es unterbrechen, vorübergeht. Und nicht allein das, sondern es sind auch die Empfindungen, die mit jedem

jedem Augenblick auf uns zuströmen, unzählich. Der Lauf der Natur, und unsre sinnliche Werkzeuge sind so eingerichtet, daß wir durch einen immerwährenden Fluß von wirklichen Empfindungen, wir mögen handeln oder ruhen, zu beständigen Gewahrnehmungen und zum Bewußtseyn unsrer selbst unaufhörlich aufgerufen werden (§. 143.). Wer kann alle die äußren Empfindungen und Gefühle herrechnen, welche Zeit, Ort, und Umstände, Stand und Lage unsers Körpers, durch mehr als einen Sinn, und mehr als ein Gefühl, ununterbrochen in uns erzeugen?

So bald wir nun irgend auf eine Idee aufmerksam zu werden anfangen, so bald klären sich verschiedene ihrer Nebenideen nach und nach auf, wodurch dann mancherley Aussichten eröfnet werden, worauf verschiedene Gattungen der Ideenverbindungen, wenn die Aufmerksamkeit ihnen nachgeht, mit leichter Mühe entwickelt werden können. Geräth man nun, es sey von ungefehr oder mit Vorsatz auf die Entwickelung des Ursprungs oder der Folge der vorhergehenden Veranlassungen einer Idee, und wir kommen bis dahin, wo keine weitre Entwickelung aus vorhergehenden Ideen mehr statt hat, sondern wo wir finden, daß die Idee durch äußre Gegenstände veranlaßt worden ist; und wir werden dabey die Nebenideen der damaligen gleichzeitigen äußren Umstände gewahr, so haben wir das sichere Kennzeichen einer ehemaligen wirklichen Empfindung, und es muß nothwendig in uns die Gewahrnehmung entstehen, daß eine gewisse Idee vormals eine wirkliche Empfindung gewesen, und unter diesen oder jenen Umständen in uns hervorgebracht worden sey.

Da nun der Mensch seine Aufmerksamkeit auf jede Verschiedenheit und Aehnlichkeit, die in seinen Ideen vernehmlich ist, richten, und

dadurch

dadurch eine besondre Idee davon sich formiren, sie auch mit einem Zeichen belegen kann, so gelangt er auf diese Weise zur Idee einer vergangenen Empfindung. Findet es sich aber daß eine gewisse Empfindungsidee weder auf einmal und zu einer Zeit, noch unter einerley Umständen eine wirkliche Empfindung gewesen, so kann nicht gesagt werden, daß dieselbe, die Idee einer einzigen vergangenen Empfindung sey, sondern sie muß sodann entweder ein Geschöpfe der Seele, oder der bloß sich selbst gelassenen Association der Ideen seyn.

Es ist also noch nicht genug, zu erkennen, daß eine gewisse Idee, eine vergangene Empfindung überhaupt sey, sondern es kommt auch noch darauf an, ob sie eben dieselbe sey, die sie vormals gewesen. Und diese Gewahrnehmung muß sich nothwendig in so fern erzeugen, als wir gewahr werden, daß durch unsre Aufmerksamkeit auf alle damalige Ne-

ben-

benempfindungen keine Verändrung in der itzigen Idee selbst hervorgebracht wird, welches doch nothwendig geschehen müßte, wenn sie nicht genau so, wie sie sich itzt zeigt, auch damals durch die vergangene Empfindung wäre erzeugt worden; denn es ist ein Naturgesetz, daß nicht allein eine itzige Empfindungsidee von ihren vormaligen Nebenempfindungen die Ideen mit sich hervorbringt, sondern daß auch diese wiederum die itzige Idee, so wie sie damals war, hervorbringen müssen. Diese wechselseitige Vergesellschaftung der Ideen, macht die Vergleichung der Beschaffenheiten einer Idee unter den gegenwärtigen und unter den vormaligen Umständen nicht allein ungemein leicht, sondern bietet sie gleichsam unsrer Gewahrnehmung von selbst dar.

Fast auf gleiche Weise verhält es sich auch mit den andern Ideen, die keine Empfindungsideen sind, wenn wir in Ansehung ihrer die

Ge=

Gewahrnehmung haben, daß sie eben die sind, die wir vorher schon einmal gehabt haben. Denn allen unsren Ideen, sie seyn von welcher Art sie wollen, coexistirt allemal eine Menge wirklicher Empfindungen. Ist nun gleich selten zwischen diesen und jenen ein innerer oder veranlassender Zusammenhang, so bringen sie sich doch einander, vermöge der Gleichzeitigkeit, wieder hervor; und die Gewahrnehmung, daß diese Ideen eben dieselben sind, die wir schon gehabt haben, wird so bald erzeugt, als wir gewahr werden, daß solche von gewissen vormaligen Empfindungen, welche Zeit, Ort und Umstände erzeugt hatten, entweder begleitet gewesen, oder doch sonst damit in einem gewissen Zusammenhange gestanden haben.

Auf diese Weise, bald schnell und augenblicklich, bisweilen aber langsam, erzeugt sich in uns die Idee, daß eine andre dieselbe sey, die wir schon einmal gehabt haben. Da nun eben darin die Erinnerung besteht, so läßt sich begreiflich machen, wie diese in der Seele erzeugt werde, ohne daß es dabey nöthig sey anzunehmen, weder, daß die Seele oder das Gedächtniß und die Nerven, die vergangenen Ideen in sich als in einem Archive aufbehalten, noch daß die Seele an dem Gefühle der Verschiedenheit des Eindrucks, welchen die zum ersten Mal oder öfter bewegten Nerven erzeugen, eine schon sonst gehabte Idee erkenne, und dadurch zur Erinnerung gelange.

Die folgenden Betrachtungen werden dieses noch mehr ins Licht setzen und bestätigen.

§. 161.
Von der Erinnerung als Vermögen und Fähigkeit der Seele betrachtet, und ihren Erfordernissen.

Das Erinnerungsvermögen der Seele ist lange so einfach nicht, als es auf den ersten Anblick und in gewohnten Fällen zu seyn scheint. Schon nach den gewöhnlichen Begriffen, die man davon hat, erfordert es, wenn es genau betrachtet wird, nicht allein mehrere Handlungen der Seele, sondern es setzt auch, um wirksam seyn zu können, nothwendig voraus, daß man bereits angefangen haben muß, von seinen Ideen einigen Gebrauch zu machen, und daß schon andre Vermögen der Seele einen gewissen Grad der Vollkommenheit erlangt haben müssen. Das Bewußtseyn, die Aufmerksamkeit, und die Unterscheidung unsrer Ideen, und ihrer Arten, muß nothwendig schon geschäftig seyn, ehe wir auf eigentliche Erinnerung Anspruch machen können. Wir werden zwar gleich im Anfange unsers Lebens mit Empfindungsideen reichlich versorgt, das Gedächtniß bringt sie uns nach den verschiedenen Verhältnissen ihrer Verbindung wieder zu Gesichte, allein es sind bloße Gedächtnißideen, die zwar in Absicht unsrer Handlungen, uns eben die Dienste leisten, als wenn die eigentliche

che Erinnerung damit verknüpft wäre, aber an sich selbst erzeugen sie noch keine Erinnerung.

Wenn wir uns einer Idee eigentlich erinnern, das ist, wenn wir anerkennen, sie schon gehabt zu haben, so beschäftigen wir uns mit zwey Ideen, einer gegenwärtigen und einer vergangenen, oder, um genauer zu reden, wir betrachten eine Idee nicht allein unter ihren gegenwärtigen Verhältnissen, sondern auch unter solchen Umständen, und in Verbindung mit solchen Nebenideen, welche schon vergangen sind. Diese Handlung setzt unstreitig nicht allein das Bewußtseyn unsrer selbst, und die Apperception unsrer Ideen, sondern auch schon den willkürlichen Gebrauch der Aufmerksamkeit zum voraus.

So bald daher das Bewußtseyn unsrer selbst vermindert, die Aufmerksamkeit zerstreut und anderswohin geleitet wird, oder so bald

gewis-

gewisse Ideen nicht gehörig appercipirt werden, so bald schleichen sich auch nothwendiger Weise Mängel und Irrthümer in unsre Erinnerungen ein. Wären wir aber gar nicht im Stande, aus dem jedesmaligen Gesichtskreise unsrer Empfindungen und Ideen, eine besonders aufzufassen, und dabey zugleich ihre gegenwärtige Nebenideen, ohne sie doch selbst aus dem Gesichte zu verlieren, mit ihren vergangenen Nebenideen zusammen zu halten, so wären wir auch gar keiner eigentlichen Erinnerungen fähig; denn wodurch sonst sollte das Anerkenntniß gewirkt werden, daß eine unsrer Ideen eben dieselbe sey, die wir schon gehabt haben, wenn es nicht durch Vergleichung der Umstände geschähe?

Wer sich etwas erinnern soll, der muß schon unterscheiden, vergleichen, ja selbst abstrahiren können. Er muß das Gegenwärtige vom Vergangenen, die wirklichen Empfindungen von den Empfindungsideen, beyde von andern bloßen Ideen, und diese wiederum, ob sie vergangen oder gegenwärtig sind, leicht zu unterscheiden wissen. So bald diese Unterschiede nicht alle gehörig gefaßt sind, so bald ist die Apperception und also auch die Erinnerung mangelhaft. Fehlt es weiter Jemanden an der gehörigen Aufmerksamkeit, gewöhnt er sich nicht von Jugend auf, seine Ideen recht zu fassen, und besonders die charakteristischen Unterschiede derselben leicht zu bemerken, oder wird es ihm schwer, die Uebereinstimmungen und die Verschiedenheiten derselben gewahr zu nehmen, so werden auch desselben Erinnerungen, wie es die Erfahrung lehrt, auf eine oder die andre Art fehlerhaft und irrig seyn, wenn gleich sonst sein Gedächtniß an sich selbst glücklich genug von Natur seyn sollte.

Um die Verhältnisse und Unterschiede unserer Ideen gehörig aufzufassen, und wieder hervorzubringen, ist die Ideenbezeichnung überhaupt nothwendig, die aber ohne Worte immer mangelhaft bleibet (§. 141.). Die Erfahrung beweiset es, daß, je mangelhafter die Ideenbezeichnung ist, desto mangelhafter auch die Erinnerung selbst ist. Wir sehen daher, daß Kinder, wenn sie auch sonst von ihren Ideen einigen Gebrauch zu machen wissen, dabey aber noch nicht zum erforderlichen Gebrauch der Ideenzeichen und der Sprache gelangt sind, alles, was sie sehen und empfinden, sehr bald wieder vergessen, und, wenn sie in der Folge auch zum Gebrauch der Sprache kommen, doch wenig oder nichts von dem, was vorher mit ihnen vorgegangen ist, sich zu erinnern wissen.

Hierin liegt auch der Grund, warum Taube und Stumme das sehr bald vergessen, wozu sie keine Zeichen haben. Ihre Erinnerungskraft ist bey dem Mangel und der Unvollkommenheit ihrer Zeichen überhaupt von keinem sonderlichen Umfange und Dauer. Eben das findet man auch häufig bey wilden und rohen Völkern, und bey dem niedern Pöbel in allen Ländern. Ja ein Jeder wird es an sich selbst gewahr, wie leicht Dinge, die man sieht und hört, die man aber weder an sich selbst, noch nach ihren Verhältnissen bezeichnet hat, wieder vergessen werden.

Gehörige Uebungen in dem Geschäfte der Erinnerung, zweckmäßige Achtsamkeit dabey, und leichte, gutgewählte Hülfsmittel dazu, sind zugleich Stärkungen für das Gedächtniß, und befördern desselben Ausbildung.

Was die Thiere betrift, so kommt, in Ansehung ihrer, zu dem Mangel aller bisher erwähnten Erfordernisse der Erinnerung noch hinzu, daß sie nur auf reine äußre Empfindungen, oder dergleichen Ideen eingeschränkt zu

seyn

seyn scheinen (§. 130.); die Erinnerung aber kann als eine thätige Idee dazu nicht gerechnet werden, und sie sind folglich gar keiner Erinnerung fähig. Indessen aber sind sie doch in Absicht ihres Zustandes, und aller Handlungen dabey in dem Menschen die Erinnerung mitwirkt, um nichts schlechter dran. Denn das bloße Gedächtniß, womit sie zum Theil in vorzüglichem Grade versehen sind, gewährt ihnen auch ohne Anerkennung, daß sie eine gegenwärtige Idee schon sonst gehabt haben, alle die Dienste, die uns die Erinnerung leistet. Durch das Gedächtniß überhaupt, worin der Grund aller Association der Ideen liegt, werden nicht allein alle so genannte willkürliche Handlungen der Thiere hinlänglich bestimmt, sondern sie werden auch allein vermöge des Gedächtnisses fähig, ein aneinander hängendes Vergnügen zu genießen.

Die Erinnerung ist überhaupt mehr eine Fähigkeit, die zum Denken als zum Handeln nöthig ist, ob sie gleich da, wo sie zugleich angetroffen wird, das erste lenken und besser bestimmen kann, das letzte aber nach vielfachern und entferntern Endzwecken einrichten hilft.

§. 162.
Das Besinnen.

Das verwickelte Geschäfte der Seele bey der Erinnerung, wovon eben die Rede war, wird nicht allemal merklich, besonders, wenn man sich einer Idee schon mehrmals, mit oder ohne Vorsatz, erinnert hat, oder wenn sonst die Erinnerung an sich selbst leicht ist. Gewisse Ideen zeichnen sich von selbst so ausnehmend und stark aus, hängen an so viel besondren und lebhaften Umständen, oder haben so vielerley Beziehungen auf uns und unsern Zustand, daß, wenn sie nur zum mindesten Theil wieder in den Gesichtskreis der Seele gebracht werden, sie augenblicklich als vorher schon gehabte Ideen erkannt werden.

Merklich aber wird das Geschäfte der Seele, wenn es mit der Erinnerung schwer zugeht. Und das geschieht allemal, wenn die vergangene Idee zu der Zeit als sie gegenwärtig war, durch Aufmerksamkeit nicht klar gemacht, nicht gehörig gefaßt, nicht recht appercipirt, und von andern gegenwärtigen Ideen, durch Vergleichung und Bezeichnung nicht hinlänglich unterschieden worden. Ferner geschieht das, wenn die gegenwärtige Idee, welche die Veranlassung zur Erinnerung geben soll, entweder sehr viel mehr, oder sehr viel weniger in sich enthält, als die zu erinnernde, und jene uns also entweder zu vielfache oder zu geringe Aussichten auf die vergangene darbietet. In allen diesen und andern Fällen, wo das Geschäfte der Seele bey der Erinnerung, nicht augenblicklich vollbracht und vollständig bewirkt wird, denn die Erinnerung hat auch ihre Grade, da sagen wir: wir besinnen uns.

Das Besinnen besteht also in dem merklichen Geschäfte der Seele, wenn man sich einer gewissen Idee, Handlung, oder was es sey, erinnern will. Und eben deßwegen giebt es Gelegenheit, die Seele in ihren Wirkungen zu beobachten, und die Theorie der Erinnerung mehr aufzuklären.

Alle Erinnerungen, wenn sie überhaupt betrachtet werden, scheinen in Absicht des Gegenstandes, oder der Idee, welcher man sich erinnert, von zweyerley Art zu seyn. Erstlich, wenn weiter nichts gegeben wird, als eine gewisse gegenwärtige Idee, und man will sich erinnern, daß, oder ob man diese Idee schon einmal gehabt habe; welches insonderheit bey vorgelegten Fragen geschieht. Man weiß also in diesem Fall schon die Idee selbst, welcher

cher man sich erinnern will, und es kommt nur darauf an, zu erkennen, ob man sie schon einmal gehabt habe. Zweytens, wenn man eine gewisse gegenwärtige Idee hat, oder sie wird uns gegeben, und man will sich dabey einer andern, die mit ihr in irgend einer Beziehung steht, erinnern. Hier ist die Idee, welcher wir uns erinnern wollen, noch unbekannt, sie ist nicht mit der gegenwärtigen einerley, sie steht aber mit derselben in näherer oder entfernterer Beziehung.

Beyde Fälle, sagte ich vorher, scheinen nur verschieden zu seyn; denn im Grunde sind sie wirklich einerley, und die Seele verfährt auch dabey auf einerley Art und Weise. Das, was man sich in dem ersten Fall erinnern will, ist eigentlich nicht die gegenwärtige Idee, die man schon weiß, sondern es sind die mit dieser Idee verknüpften Nebenideen der vormaligen Umstände, der Zeit, des Orts, oder des Ur-

Ursprungs und der Veranlassung zu dieser Idee. In dem letzten Fall hingegen, weiß man von der Idee, welcher man sich erinnern will, auch schon etwas, man weiß vielleicht Zeit, Ort, und Umstände, oder sonst eine entfernte Beziehung.

In diesen und allen andern Fällen der Erinnerung, ist also allemal eine gewisse gegenwärtige Idee vorhanden, welche auf die unbekannte, der man sich erst erinnern will, eine nahe oder entfernte, eine wahre, oder eine vermeyntliche Beziehung hat. Es kommt daher in jedem Fall des Besinnens oder der Erinnerung überhaupt allemal eine bekannte, und eine unbekannte Idee vor. Die bekannte und gegenwärtige Idee, ist oft von der zu erinnernden, nur ein entfernter Umstand, ein Buchstabe, eine Sylbe; so wie, umgekehrt, die unbekannte Idee, eben so wohl von der gegenwärtigen, die zu suchende Hauptidee, als ein kleiner

Umstand seyn kann. Die Verschiedenheit macht in der Sache selbst keine Verändrung, das Geschäfte der Seele bleibt dabey immer dasselbe. Eben so verhält es sich auch, wenn etwas gefragt wird. Die Frage enthält die gegenwärtige Idee, und der Sinn der Frage zeigt auf die zu erinnernde Idee hin, und giebt davon einen Umstand oder sonst etwas an.

Das bleibt aber in allen Fällen nothwendig, daß zwischen beyden Ideen, eine gewisse Beziehung entweder wirklich seyn, oder doch zu seyn scheinen muß. Diese Beziehung, sie bestehe worin sie wolle, ist alles, was wir von der unbekannten zu erinnernden Idee vor Augen haben, sie giebt uns die Aussicht, und zeigt der Seele den Weg, worauf sie mit ihren Wirkungen fortzugehen hat, um die unbekannte Idee nach und nach klar zu machen. Je stärker die Beziehung ist, desto ausgezeichneter ist der Weg, den sie nehmen muß, und desto weni-

weniger wird sie verfehlen, die zu suchende Idee anzutreffen.

An sich selbst besteht die Beziehung in dem Zusammenhange, welcher sich zwischen der bekannten und der unbekannten Idee findet, oder auf den die erste wenigstens hinweiset. Dieser Zusammenhang auf die Verbindung, und die erworbene Mitwirksamkeit der Nerven; diese Verbindung kann die Seele durch ihre Thätigkeit oder Aufmerksamkeit nach und nach entwickeln, weil immer von der Hauptidee, die Nebenideen anfangen sich vernehmlich zu machen, und die Seele jedwede Nebenidee, wieder zur Hauptidee machen kann.

Muß man sich erst lange auf die zu erinnernde Idee besinnen, so ist der Zusammenhang und die Beziehung, worin die gegenwärtige mit jener steht, nur schwach oder so entfernt, daß die Kraft der Seele auf die gegenwärtige Idee, die zu erinnernde und den Weg,

zu

zu ihr zu gelangen, nicht anders als unvernehmlich hervorzubringen vermag. In solchem Fall bemüht sich die Aufmerksamkeit, diese Beziehung vernehmlicher zu machen, ihr nachzugehen, und sie von Idee zu Idee aufzuklären, bis sie endlich, und oft erst nach manchem vergeblichen Versuch, die zu erinnernde Idee findet. Bisweilen verliert sich aber der Weg, und die Fußtapfen sind ganz erloschen, oder eigentlicher, die Mitwirksamkeit der Nerven, hat sich in Absicht des Zusammenhangs der gegenwärtigen und der zu erinnernden Idee verloren, die Assocíation der Ideen ist getrennt, und dann ist es unmöglich, sich der verlangten Idee wieder zu erinnern.

§. 163.

Von dem Gange, den die Erinnerungskraft bey ihrem Geschäfte nimmt.

Giebt man nun weiter Acht, welchen von mehreren Wegen die Aufmerksamkeit bey dem Be=

Besinnen und Erinnern nimmt, so findet sich bald, daß es ihr gar nicht gleichviel ist, welchen sie ergreift, sondern daß sie allemal, um zu der gesuchten Idee zu gelangen, nur einerley Weg betritt, ob sie gleich nach Beschaffenheit der Umstände oft mancherley Verkürzungen dabey zu finden weiß.

Der Weg von einer Idee zur andern, besteht überhaupt in dem Zusammenhange, der sich zwischen zwey Ideen befindet, und ist von dreyerley Art (§. 108. 110.). Der Zusammenhang, welchen übereinstimmige und ähnliche Wirkungen, in den Nerven hineingebracht haben, und wodurch der Weg der Einbildungskraft bezeichnet wird, ist nicht der Weg des Besinnens und der Erinnerungskraft. Die Absicht der Erinnerung ist ein zu wirkendes Anerkenntniß, daß eine gegenwärtige Idee schon vorher einmal in dem Gesichtskreise der Seele wirklich gewesen. Sie muß also einen vorher-

gehen-

gehenden wirklichen Zustand von uns aufsuchen, und dann aufmerksam seyn, ob unter den Ideen, die dadurch zugleich wieder erneuert werden, und also damals wirklich gewesen sind, auch die itzige Idee, und zwar so wie sie itzt ist, gefunden wird. Dieser Weg wird allein durch die Folge und Gleichzeitigkeit unsrer Ideen bezeichnet; und es entwickelt folglich die Erinnerung den Zusammenhang unsrer Ideen, in so fern er durch ihre Folge und Gleichzeitigkeit ist gewirkt worden. Da nun diese Art des Zusammenhangs unsrer Ideen, oder Nervenwirkungen, das Gedächtniß insbesondre ausmacht (§. 151.), so thut die Erinnerung oder die Thätigkeit der Seele hier weiter nichts, als daß sie die Ideen des Gedächtnisses insbesondre entwickelt, das ist, ihrem Zusammenhange nachgeht, und, solchem Leitfaden gemäß, Idee für Idee klar und vernehmlich macht.

Frägt man, wie weit diese Entwickelung fortgesetzt werde? So ist die Antwort: so weit bis die Erinnerung erzeugt worden; nämlich, in Ansehung der Empfindungsideen, bis zu ihrer Quelle und Ursprung, oder bis dahin, da die Veranlassung derselben nicht mehr in unsren Ideen selbst, und in dem unmittelbaren Wirkungskreis der Seele, zu finden ist, sondern wo sie wirkliche Empfindungen waren, und eine Veranlassung von außen hatten; in Ansehung andrer Ideen, als zum Beyspiel der abstracten und allgemeinen, so weit bis diese an vergangene gleichzeitige Empfindungen angekettet gefunden werden, das ist, bis wir die ehmaligen Umstände von Zeit oder Ort, als damals gleichzeitig gewahr werden.

Ich will gar nicht behauptet haben, daß es allemal und in jedem Fall der Erinnerung nöthig sey, die Empfindungsideen, bis auf ihren ersten Ursprung; da sie wirkliche Empfindundungen waren, oder die andren bloßen Ideen, bis auf den Zeitpunkt, da sie mit Ideen wirklicher Empfindungen umständlich vergesellschaftet sind, völlig zurück zu führen. Denn die meisten unsrer Ideen und Empfindungen bekommen wir öfter als einmal, und das knüpft sie, auf vielfältige Weise, bald an diese, bald an jene gleichzeitige Empfindungen an, und dadurch so wohl, als insbesondre, weil wir den Gebrauch der Sprache haben, und nicht anders als in Worten denken wird die Idee ihrer vergangenen Wirklichkeit, gleichfalls eine Nebenidee von ihnen selbst, und kommt auf diese Weise als ihre Nebenidee leicht mit zum Vorschein. Diese Nebenidee von der vergangenen Wirklichkeit einer Empfindung oder andern Idee, dient uns in der Folge anstatt der Entwickelung ihres Ursprungs und ihrer Umstände, und erzeugt eben so gut in uns die Erinnerung ihrer selbst, als wenn wir uns auf die eigentliche Quelle und die wirklichen Umstände einer zu erinnernden Empfindung oder Idee zu besinnen wüßten. Von den meisten unsrer Kenntnisse werden wir uns kaum auf die erste Quelle mehr zu besinnen wissen, indessen werden wir doch bey den mehresten nicht zweifelhaft seyn, daß sie wirkliche Empfindungen gewesen, weil wir, seit der ersten Veranlassung an, immer die Nebenidee, daß solche Empfindung wirklich gewesen, damit verknüpft haben.

Eben so wenig habe ich sagen wollen, daß wir niemals, wenn wir uns auf etwas besinnen, den Weg, den Uebereinstimmung und Aehnlichkeit in unsren Ideen hervorgebracht haben, zu Hülfe nehmen sollten. Vielmehr ist es gewiß, daß oft die Einbildungskraft, unsrer Erinnerung sehr zu Hülfe kommt. Und das sind eben die Verkürzungen des Weges, derer sich die Seele, besonders in schweren und

verwi=

verwickelten Fällen der Erinnerung, mit Vortheil zu bedienen weiß.

Das bleibt aber zur Erinnerung allemal nothwendig, daß die Idee, welcher wir uns erinnern, wenigstens einmal bis zu denjenigen Zeitumständen, da sie entweder selbst eine wirkliche Empfindung gewesen, oder doch, da sie wirklichen Empfindungen coexistirt hat, zurückgeführt werden muß, weil sich sonst nimmermehr eine wirkliche und wahre Erinnerung erzeugen kann.

§. 164.

Noch mehr Beweise aus der Erfahrung, für diese Theorie der Erinnerung.

Daß sich die Erinnerungen auf diesem und keinem andern Wege in uns erzeugen, davon giebt auch die Erfahrung die deutlichsten Beweise. Denn was sagen wir anders, wenn wir sagen, wir wissen nicht recht, ob eine gewisse Sache wirklich wahr sey, oder ob sie uns geträumt habe, als daß es uns deuchte, wir erinnerten uns gewisser Ideen, deren Quelle und Veranlassung wir nicht sicher zu finden wissen? Wir geben folglich zu erkennen, daß wir in diesem Falle nicht im Stande sind, solche Ideen bis zu der Zeit, da sie wirkliche Empfindungen waren, oder doch davon begleitet wurden, zurück zu führen. Inzwischen, weil es uns doch so vorkommt, als erinnerten wir uns derselben, so müssen wir nicht recht vernehmlich dabey gewahr werden, entweder ob wir die zu erinnernde Idee, nicht mit einer andern ihr ähnlichen verwechseln, oder ob wir dieselbe, nicht irrig auf Empfindungen zurückführen, die wir niemals gehabt haben. So bald aber einer von diesen Umständen aufgeklärt werden kann, so bald erzeugt sich die Erinnerung, entweder daß die Sache wirklich gewesen, oder daß sie uns bloß geträumt habe. Die Kennzeichen, die hier die Sache entscheiden, sind eben die, von denen vorher allgemein behauptet worden, daß sie die Erinnerung erzeugen.

Eben einen solchen Beweis geben die täglich vorkommenden falschen Erinnerungen. Dabey wird entweder die zu erinnernde Idee, mit einer andern ihr ähnlichen verwechselt, von welcher man den Ursprung, oder die Empfindungen, davon sie vormals begleitet wurden, weiß, oder aber die Entwickelung ist irrig, und die zu erinnernde Idee wird auf Empfindungen zurückgeführt, die wir niemals, oder nur auf eine ähnliche Art und Weise, gehabt haben.

Noch einen andern Beweis finden wir in den Träumen. Wer darauf Acht hat, wird finden, daß ihm oft im Traume die unbekanntesten und sonderbarsten Dinge als bekannt und gewöhnlich vorkommen, und daß man sich oft gewisser Dinge, die man im Traume sieht oder hört, ganz eigentlich erinnere, von denen man doch beym Erwachen zuverläßig weiß, sie weder gesehn noch gehört, oder jemals gedacht zu haben. Hier ist die Erinnerung im Traume ganz und gar nicht zweifelhaft, sondern vollständig und sicher. Es ist also die Frage, wie sich im Traume eine solche Erinnerung erzeugen kann, da doch gewiß ist, daß wir die erinnerte Ideen, weder auf wirkliche Empfindungen zurückgeführt haben, noch einmal im Stande gewesen, sie darauf zurückzuführen, vorausgesetzt, daß es solche Ideen sind, die niemals wirkliche Empfindungen gewesen.

Um diese Frage zu beantworten, muß zuerst bemerkt werden, daß wir im Schlafe niemals vollständige wirkliche äußre Empfindungen haben (§. 111.). Fehlen uns aber diese, so fehlt uns der Grund unsres Bewußtseyns, und folglich auch das wirkliche Bewußtseyn selbst (§. 143.). Den Mangel des wirklichen Bewußtseyns im Schlafe setzt noch außer-

dem

dem die Erfahrung selbst außer Zweifel. Denn, hätten wir das Bewußtseyn beym Träumen, so würden wir wissen, daß wir schliefen und träumten; wüßten wir aber das, so schliefen und träumten wir wirklich nicht mehr. So bald wir nun ohne äußre Empfindungen und ohne Bewußtseyn unsrer selbst sind, so bald wird uns auch unmöglich seyn, wahre Empfindungsideen von bloß eingebildeten, abstrahirten oder zusammengesetzten zu unterscheiden, und so bald wir das nicht mehr können, so sind wir wie im Traume, und können jedwede Einbildung für eine Empfindung halten (§. 159. 26.).

Vernehmen wir nun im Traume eine Nachricht, die uns als neu und ungewöhnlich in Verwunderung setzt, und uns also aufmerksam macht, so werden, eben durch diese Aufmerksamkeit und Wirkung der Seele, einige mehrere Nebenideen, welche mit jener in Verwandtschaft stehen, erregt; weil nun diese für wirkliche Empfindungen gehalten werden, wenigstens im Traume eben dieselben Dienste leisten, so ist die Seele gleich beruhiget, glaubt die Verbindung einzusehen, und indem diese Entwickelung leicht geschahe, so mußte ihr die Sache nothwendig als bekannt vorkommen; und war so gut als Erinnerung, und vertritt derselben Stelle. So natürlich es der Seele ist, daß, im Fall sie gar keine äußre Empfindungen hat, eine jede Einbildung bey ihr eben das ausrichten müsse, was sonst nur äußre Empfindungen ausrichten, eben so natürlich ist es ihr auch, eine jede noch so außerordentliche Idee für bekannt anzunehmen, so bald dieselbe nur mit einigen andern in leichter Verbindung steht. Denn als bekannt nehmen wir alles an, davon sich der Zusammenhang mit unsren übrigen Ideen leicht übersehen läßt.

Die Entwickelung des Zusammenhangs der Ideen wird im Traume, wo das rechte Bewußtseyn uns fehlt, nicht lange fortgesetzt: so bald wir auf eine Einbildung stoßen, so hört sie auf, weil diese im Traume uns eben das ist, was im Wachen die Empfindungen sind. Wir haben zwar sodann keine eigentliche Erinnerung, allein die Beruhigung, bey Entwickelung einer Idee bis auf eine Einbildung, thut eben das, was im Wachen die Entwickelung bis auf eine Empfindung hervorbringt. Eben so wenig als man sich im Traume etwas wirklich erinnert, eben so wenig läßt sich sagen, daß man im Traume wirklich etwas vergessen habe. Spricht man, zum Beyspiele, im Traume mit Verstorbenen eben so als wenn sie lebten, so hat man um deßwillen nicht vergessen, daß diese wirklich gestorben sind, sondern der natürliche Zusammenhang unsrer Ideen führt uns nur eben itzt nicht auf ihren Tod, wir beruhigen uns bey der Einbildungsidee, die den Verstorbenen uns lebend itzt vorstellt. Hierzu kommt noch, daß die historische Wahrheit unsrer Ideen niemals anders aufgesucht werden kann, als durch Entwickelung derselben bis auf ihren Ursprung und Quelle, oder absteigend bis auf diejenigen äußren Empfindungen, die unsren gegenwärtigen äußren Zustand ausmachen. Zu beyden aber sind wir im Traume unfähig; ohne äußre Empfindungen, geht unsre Gewahrnehmung von keinem sichern Standorte aus, schwärmt von Idee zu Idee, nach allen Verhältnissen und Verbindungen derselben, ohne jemals einen gewissen nach Absichten bestimmten Weg zu halten. Die gewöhnlichsten Ideenverbindungen sind auch die leichtesten, und diesen Weg nimmt die Aufmerksamkeit im Traume. Wir finden daher auch, daß wir mehr von alten gewohnten Verbindungen und unsrem vorigen Zustand, als von Dingen und Verbindungen träumen, die uns noch neu und ungewohnt sind.

Durch alles dieses wird es meines Erachtens hinlänglich bestätiget, daß dasjenige, wodurch die Erinnerung einer Idee in uns erzeugt wird, nicht etwas sey, das wir an der erinnerten Idee selbst erkennen, sondern daß allein die Entwickelung ihres Zusammenhangs mit wirklichen Empfindungen, der wahre Grund aller Erinnerung sey, und daß wir ohne diese Entwickelung entweder gar keine, oder eine falsche Erinnerung haben.

Die Erinnerungskraft ist also die Thätigkeit, oder die Aufmerksamkeit der Seele, wenn sie eine gewisse Idee, nach dem Zusammenhange, den sie in Absicht der Folge und Gleichzeitigkeit mit andern Ideen hat, entweder bis auf ihren eigentlichen Ursprung, oder bis auf vergangene gleichzeitige Empfindungen zurück-

zurückführt. Um diese Kraft auszuüben, und Erinnerungen zu erzeugen, braucht in der Seele weiter nichts angenommen und vorausgesetzt zu werden, als allein Thätigkeit auf die Vorstellungsnerven ihres unmittelbaren Wirkungskreises, und Gewahrnehmung der Gegenwirkungen dieser Nerven.

Zehnte Abtheilung.
Die Phantasie, und Einbildungskraft.

§. 165.
Was ist Phantasie, und Einbildungskraft?

Wenn alle Ideen, die bey Gelegenheit oder durch Veranlassung andrer Ideen, vermöge der Mitwirksamkeit der Nerven, erweckt werden, vorher den Wirkungen des Gedächtnisses überhaupt sind zugeschrieben worden (§. 108. 151.), so mögen vielleicht andre eben darin den Begriff der Phantasie überhaupt setzen, und das ist im Grunde auch gleichviel, wenn man sich nur in Ansehung der Sache selbst versteht.

Wenn die Ideen, die auf solche Weise in der Seele erneuert werden, genau eben dieselben

ben sind, die sie vormals gewesen, so ist das Gedächtniß insbesondre wirksam; und das zu erkennen, und die Ideen eben so wieder zu formen und zu verbinden, wie sie vorher gewesen sind, das ist das Geschäfte der Erinnerungskraft. Wenn aber gar nicht darauf gesehen wird, ob die so herbey geführte Ideen itzt eben so beschaffen sind, wie sie ursprünglich gewesen, da wir sie entweder von außen bekamen, oder sie uns selbst anfänglich formten, das ist, wenn gar nicht auf den Zusammenhang der Ideen, den sie durch Gleichzeitigkeit und Folge auf einander bekommen, geachtet, derselbe nicht aufgesucht, und nicht entwickelt wird, so bleibt nichts weiter übrig, als die Mitwirkung der Nerven, nach dem Zusammenhange der Uebereinstimmung und Aehnlichkeit mit ihren Untergattungen und Verhältnissen; und die dadurch in uns erzeugte Ideen, werden

den den Wirkungen der Phantasie überhaupt zugeschrieben.

Wenn die den Nerven natürliche Mitwirksamkeit in keinem Stücke gehemmt wird, wenn ihr durch keinen vorgeschriebenen Gang, Zwang angethan, und wenn dabey weder auf die vormalige Gleichzeitigkeit noch Folge ihrer Wirkungen, die geringste Rücksicht genommen wird, so wird eine solche sich gleichsam selbst überlassene Mitwirksamkeit, so bald nur eine gegenwärtige Idee stark genug ist mehr Nerven in Wirksamkeit zu bringen, von selbst eine Menge damit ähnlicher und verhältnißmäßiger Ideen hervorbringen. Aus diesem Grunde ist auch das Geschäfte der Phantasie, in so fern ihre Wirksamkeit auf keinen schwer zu beobachtenden Gang eingeschränkt wird, im geringsten nicht ermüdend, und greift, wenn nicht zugleich starke Gefühle dadurch erregt werden, die Nerven fast gar nicht an. Ein Mensch

mit

mit einer nicht gar zu dürftigen Phantasie, kann sich Stundenlang mit Einbildungen beschäftigen, ohne davon halb so ermüdet zu werden, als ein andrer, der nur kurze Zeit seine Erinnerungskraft im Gange erhalten, und sich mit eigentlichen Gedächtnißideen beschäftiget hat. Die Phantasie bedarf nur geringer Veranlassungen, um wirksam zu werden; ein Wort kann sie schon in Gang bringen, und es ist leicht, gewisse Dinge mit Absicht in die Phantasie eines Andren zu bringen, wenn man nur gewisse Ideen in ihm zu erregen weiß, die natürlicher Weise solche Dinge näher oder entfernter zur Nebenidee haben. Die Phantasie geht dann schon ihren Gang allein fort.

Es können also hiernach alle Ideen in uns, die allein durch die Mitwirksamkeit erweckt werden, in Ideen des Gedächtnisses insonderheit, und in Ideen der Phantasie überhaupt eingetheilt werden. Beyde Gattungen sind in

so

so fern leidende Ideen, als sie allein auf diese Weise hervorgebracht werden. Die Thätigkeit der Seele aber, oder die Aufmerksamkeit und Apperception, machen aus den ersten, Ideen der Erinnerungskraft, und aus den letzten, Ideen der Einbildungskraft.

Wenn die Seele auf die Wirkungen der Phantasie überhaupt aufmerksam ist, das ist, wenn sie dem Zusammenhange, der in den Vorstellungsnerven durch die Verhältnisse der Uebereinstimmung und Aehnlichkeit ihrer Wirkungen hervorgebracht ist, nachgeht, ihn aufsucht, und sich dadurch Ideen nach aller Art der Verwandtschaft und der Verhältnisse verschaft, so ist es die Einbildungskraft in weitrer Bedeutung, die sich wirksam erzeigt. Wenn aber nicht alle und jede Uebereinstimmungen und Verhältnisse der Ideen, der Gegenstand ihrer Aufmerksamkeit und Thätigkeit sind, sondern wenn dieselbe nur allein bey den anschauenden und sinnlichen Uebereinstimmungen und Verhältnissen der Ideen bleibt, so ist es die Einbildungskraft in engerer Bedeutung. Diese hat es also vornehmlich nur mit Empfindungsideen, und solchen, die zunächst daraus hergeleitet sind, zu thun. Da auch alle Uebereinstimmungen, Aehnlichkeiten und Verhältnisse in ihrem ersten Ursprunge anschauend, und sinnlich sind, so verdient die Einbildungskraft im letztren Verstande mit Recht, zuerst in Betrachtung gezogen zu werden.

Die Erinnerungskraft ist darin von der Einbildungskraft ganz verschieden, daß sie sich an keine Uebereinstimmungen und Aehnlichkeiten der Ideen kehrt; sie nimmt den weit schwereren Weg, den die Folge der Ideen, und derselben Gleichzeitigkeit vorschreibt, und sucht den Ursprung derselben, Zeit, Ort, und Umstände auf. Die Verhältnisse der Uebereinstim-

mung

mung würden sie nur verführen, und von ihrem Endzwecke ableiten. So sehr aber auch beyde in ihren Absichten und Wirkungen verschieden sind, so freundschaftlich bieten sie sich doch oft einander die Hand, und helfen sich wechselsweise ihr Geschäfte erleichtern. Die Seele ist selten, so lange wir wachen und äußre Empfindungen haben, allein auf das Uebereinstimmige in ihren Ideen aufmerksam; fast immer zugleich entwickelt sie und vergleicht ihre gegenwärtige Ideen mit den vergangenen, und entdeckt dadurch an jenen noch mehr Verhältnisse; so wie sie sich im Gegentheil beym Besinnen, der Ideenverbindungen, welche die Phantasie ihr anbietet, gern bedient, um dadurch desto leichter auf die gesuchten Gedächtnißideen zu kommen.

§. 166.

Von einigen allgemeinen Beschaffenheiten der Ideen der Einbildungskraft insbesondre, und den Einflüssen der Phantasie.

Ideen der Einbildungskraft überhaupt, sind also Ideen, welche die Seele gewahrnimmt, wenn sie, bey Gelegenheit andrer Ideen, auf dasjenige aufmerksam ist, was ihr zugleich die Phantasie überhaupt dabey vorstellt, sie mag zur Erregung der Phantasie selbst mitwirksam gewesen seyn, oder nicht. Denn auch im letzten Fall, sind diese Ideen als thätige anzusehen, weil wenigstens die Aufmerksamkeit sich darauf gewendet hat, um ihrer besonders gewahr zu werden (§. 107.).

Die Ideen der Einbildungskraft im engern Umfange, enthalten allemal sinnliche Aehnlichkeiten und Verhältnisse, und sind folglich entweder bloße Empfindungsideen, oder doch unmittelbar daraus hergenommen. Sie mönen aber ihren Ursprung von noch so verschie-

denen

denen Arten der Empfindungsideen hernehmen, so geben sie doch zusammen, mit der veranlassenden Idee, der Seele nur einen Anblick, und machen in irgend einem Betracht, wie die Erfahrung lehrt, ein Bild, ein Ganzes aus; es sey ein Gleichzeitiges oder ein succeßives, (§. 82.), der Gegenstand davon mag in der Natur wirklich seyn, oder nicht. Dieses Ganze, wozu die Empfindungsideen zusammenschmelzen, formt sich so wohl nach der jedesmaligen Beschaffenheit der Ideen selbst (§. 85. 92.), als nach der Absicht, die dabey ist, wenn man die Einbildungskraft mit Vorsatz wirksam seyn läßt. Im letzten Fall ist die Absicht die Hauptidee, welcher durch Anwendung der Aufmerksamkeit die Kraft ertheilt wird, unsre Phantasie verhältnißmäßig in Bewegung zu bringen. Ist aber die Hauptidee, welche die Phantasie und Einbildungskraft rege macht, eine bildliche Empfindungsidee im eigentlichen

Verstande (§. 92.), so kleiden sich die damit in Verhältniß stehenden Gefühle und Rührungen gleichfalls in den bildlichsten Ausdruck, den die Phantasie nur darzureichen vermag, damit alles zusammen für den Anblick der Seele ein schickliches und passendes Ganzes werde. Ist die Hauptidee endlich ein Gefühl, so wird solches, so wohl seinen Beschaffenheiten, als unsrer Absicht gemäß, mit dergleichen sich darauf beziehenden Ideen vereiniget, so daß dadurch, je nachdem dasselbe angenehm oder unangenehm ist, entweder das Vergnügen oder der Schmerz vermehrt, oder aber vermindert werde.

In dieser Beschaffenheit der Ideen der Einbildungskraft insonderheit, nach welcher es nothwendig ist, daß sich dieselben jedesmal in irgend einer Beziehung zu einem Ganzen mit einander vereinigen, liegt der Grund, warum der Einbildungskraft ein doppeltes Geschäfte pflegt zugeschrieben zu werden. Nämlich, das

Ge-

Geschäfte übereinstimmige, ähnliche, und vermittelst irgend eines sinnlichen Verhältnisses zusammenhängende Ideen hervorzubringen; und zweytens, das Geschäfte, vergangene Empfindungen dem Auge der Seele genau wieder vorzuzeichnen, und nach allen individuellen Beschaffenheiten dieselben völlig auszumalen. Sieht man aber die Sache genau an, so ist beydes in der That nur einerley Geschäfte, und die Ideen der Einbildungskraft, sind und bleiben alle überhaupt nur von einerley Art. Um sich davon zu überzeugen, so gebe man auf das Geschäfte eines Portraitmalers Acht, wenn er eine wirkliche Person nach dem Leben malt. Es ist unleugbar, daß allemal eine Menge der feinsten Züge des Originals, für die Apperception des geübtesten Künstlers, unbemerkbar und unfaßlich bleiben; oder aber, wenn sie auch von ihm wahrgenommen werden, doch so schwer gehörig zu fassen sind, daß sie seinem Gedächtnisse schon entfallen, indem er sie ins Gemälde hineinzutragen bemüht ist. Inzwischen bleiben ihm doch diese Züge, um ein individuelles Ganzes aus seinem Portrait zu machen, unumgänglich nothwendig; was kann also der Künstler anders thun? Er nimmt, ohne es oft selbst zu wissen, aus dem Schatze seiner Phantasie, andre ähnliche Züge, und verleibt sie seinem Portrait ein. Und daher kommt es, daß fast niemals die allerstrengste Gleichheit mit einem Original getroffen wird.

Geschieht nun das schon bey den Empfindungsideen, die man sich von gegenwärtigen wirklichen Gegenständen formirt, wie viel mehr wird es nicht in Ansehung vergangener Empfindungen, da die Gegenstände selbst nicht mehr vor Augen sind, zutreffen müssen. Wie viel wird dabey nicht allemal der Phantasie zu ergänzen und auszufüllen übrig bleiben? Sicher kann daher behauptet werden,

daß

daß die Ausmalung der Ideen vergangener Empfindungen nach allen individuellen Beschaffenheiten, im Grunde nichts anders ist, als das Geschäfte, übereinstimmige und ähnliche Ideen hervorzubringen, daß sie aber diese übereinstimmige verhältnißmäßige Ideen einer vergangenen Empfindung einverleibt, und dieselbe auf solche Weise ausmalt, rührt davon her, weil die Ideen der Einbildungskraft allemal ein Ganzes, und etwas Individuelles, auszumachen suchen.

Der Einfluß der Einbildungskraft und der Phantasie, erstreckt sich über alle Geschäfte der Seele, und webt sich so natürlich überall mit ein, daß es Mühe kostet, denselben so gar da zurück zu halten, wo man seiner nicht bedarf. In den mehresten Fällen aber ist er wohlthätig, und unentbehrlich.

Wollte man sich vergangene Empfindungen schlechterdings allein nach dem Gedächtnisse insonderheit wieder vorstellen, und folglich darin nichts anders aufnehmen, als dessen man sich recht vernehmlich erinnern könnte, so würden überaus unvollständige Bilder daraus werden. Ueberall müßten Lücken bleiben, und nirgends würde ein gehöriger Zusammenhang zu finden seyn. Denn wir bemerken zuverläßig nicht bey einer Empfindung alle und jede Züge, Verhältnisse und Umstände, und fassen sie noch weniger so, wie sie gefaßt werden müssen, um sie in der Folge genau so, wie sie waren, wieder darzustellen. Nichts desto weniger aber ist das Bild davon bey der Wiederhervorbringung vollständig und individuell. Hieraus aber ist abzunehmen daß eben diese unbemerkte Züge und Verhältnisse es sind, welche von der Einbildungskraft gemeiniglich ohne unser Wissen hinzugethan werden. Man wundert sich oft, daß eine Person, die man nach einiger Zeit zum zweyten Male sieht, ganz anders gestaltet

tet ist, als das Bild, das wir uns seit dem ersten Male von ihr machten, sie uns vorstellte. Die Ursache davon ist aus dem Vorigen leicht zu erklären. Eben hierin liegt auch mit einer von den Gründen, warum mehrere Erzählungen, von einerley gesehenen, oder erlebten Begebenheiten, so selten mit einander übereintreffen, wenn auch sonst bey den Erzählern gleiche Wahrheitsliebe vorausgesetzt werden kann.

Ausserdem, daß die Einbildungskraft die Lücken in den Gedächtnißbildern ausmalt, und den Zusammenhang überall ergänzet, nimmt sie auch andre Veränderungen mit allen unsren Ideen vor, wofern wir nicht besonders auf unsrer Hut sind. An allen unsren gegenwärtigen Empfindungen hat sie Antheil. Sie findet dabey überall bald etwas hinzuzuthun, bald etwas abzunehmen. Die immer wirksame Phantasie bietet ihr, aus dem unerschöpflichen Vorrathe ihrer allemal in Bereitschaft habenden

benden Ideen, bald hier eine Aehnlichkeit, bald dort eine Beziehung auf angenehme oder unangenehme Rührungen an. Diese webt die Einbildungskraft in die gegenwärtige Empfindung mit ein, und verbreitet dadurch über die Gegenstände selbst, bald ein gefälliges, bald ein mißfälliges Licht, und verursacht dadurch, daß uns oft auch wirkliche Empfindungen in einem ganz andern, als in ihrem eigenthümlichen Lichte erscheinen.

Mit den Gedächtnißideen nimmt sich die Einbildungskraft in dieser Absicht, durch Hülfe der Phantasie, noch weit größre Freyheiten. So bald die Idee einer vormaligen Empfindung, es sey durch welchen Weg es wolle, wieder erneuert wird, und das Gedächtniß insbesondre wird nicht von der Erinnerungskraft zu Hülfe gerufen, oder man giebt nicht geflissentlich auf alle ehmalige Umstände Acht, vergleicht sie nicht mit den gegenwärtigen, und berich=

berichtiget nicht dadurch die itzige Empfindungsidee, so nimmt die Einbildungskraft eine solche Idee gleich in Empfang, die Phantasie putzt sie unter Anordnung jener aus, und ist das erst unter unsrer Zulassung geschehen, so hat nun weiter die Erinnerungskraft, und das Gedächtniß insbesondre, fast keinen Antheil mehr daran; die Idee ist keine eigentliche Gedächtnißidee mehr, sondern sie erscheint als ein Werk und Geschöpfe der Einbildungskraft, und als eine ursprünglich neue Idee. Dergleichen Ideen sind auch in der That, so wohl in Betracht ihres Ausdrucks für die Seele, als der Art ihrer Zusammensetzung, als wirkliche Originale anzusehen. Das Alte ist durch neue Verbindungen und neue Zuthaten neu geworden, und obgleich die ganze Grundlage davon allein aus vergangenen Empfindungen besteht, so ist doch nun das Ganze etwas Neues und Originelles.

Diese Umschaffung der Ideen, wird allein durch Gewahrnehmung und Aufsuchung der associirten Verhältnisse der Aehnlichkeit und Uebereinstimmung unsrer Ideen gewirkt und vollbracht; und darum werden sie auch, wenn gleich das Gedächtniß den Stoff dazu hergiebt, der Einbildungskraft allein zugeschrieben. Diese bearbeitet die Ideen des Gedächtnisses, aber nicht als solche, sondern bloß als rohe Producte, denen sie nach Gefallen eine Ausbildung geben kann, und sie bekümmert sich nicht im geringsten darum, ob ihre Geschöpfe den vormaligen Empfindungen gleich sind, oder nicht.

Endlich gehört vollends das ganze Reich unsrer Ideen, der Einbildungskraft ganz allein, so bald als wir keine äußre Empfindungen und Gefühle haben, folglich ohne Bewußtseyn und Erinnerungskraft sind. Aller Unterschied zwischen Einbildungen und Empfindungen, muß

sodann,

sodann, wie in den Träumen geschieht, ganz aufhören; ja, es kann uns nicht einmal mehr einfallen, darunter einen Unterschied machen zu wollen. Die Einbildungen und die Geschöpfe der Phantasie, sind uns in solchem Zustande eben das, was uns sonst Empfindungen sind. Hier hat nun die Einbildungskraft, die, wenn Bewußtseyn und Erinnerung sie nicht im Zwange hält, am stärksten wirkt, freye Macht, allen Ideen solchen Anstrich zu geben, als es die mit erscheinende Nebenideen verlangen. Sie kann alle Gestalten und alle Zeiten mit einander vereinigen, das Kindische mit der Weisheit verbinden, und ihre Ideen können alle die Leidenschaften und Gemüthsbewegungen erregen, die sonst nur durch wirkliche Empfindungen hervorgebracht werden können.

In einen ähnlichen Zustand gerathen wir auch, so bald nur einige Einbildungen so anhaltend, lebhaft und interessant werden, daß dadurch unsre ganze Aufmerksamkeit von den äußren Empfindungen ab, und allein auf sie gezogen wird. Dabey ist es nicht immer nothwendig, daß wir völlig und in aller Absicht in einem solchen Zustand uns befinden; auch beziehungsweise können wir davon überrascht werden, und oft hängt es nur von der Geschicklichkeit andrer ab, uns darein zu versetzen. Wir können bisweilen auf einige Zeit, von dem wahren Bewußtseyn unsrer selbst, von Zeit, Ort, und wirklichen Umständen so weit weggeführt, und unsre Aufmerksamkeit kann dabey entweder auf gewisse Empfindungen erdichteter Gegenstände, oder auf bloße Ideen der Phantasie so ganz geleitet werden, daß uns das eine wie das andre eben das wird, was uns sonst wahre Gegenstände, und wirkliche Empfindungen zu seyn pflegen (§. 27. 143. 159.).

§. 167.

§. 167.

Von den natürlichen Vollkommenheiten und Unvollkommenheiten der Phantasie und Einbildungskraft überhaupt.

Da die Einbildungskraft in weiter nichts, als in der Thätigkeit der Seele besteht, wenn sie entweder auf das, was die Phantasie ihr vorstellt, bloß aufmerksam ist, oder aber, wenn sie auch zugleich auf dieselbe wirkt, und derselben also Veranlassung giebt, mehr Ideen zu erregen, so ist daraus klar, daß in gewisser Absicht die Einbildungskraft allemal von der Phantasie abhängig seyn muß, und daß sie folglich an sich selbst in keinem besonders hohen Grade vollkommen seyn kann, wenn es nicht auch die Phantasie zugleich ist; so wie diese ihrerseits, wenn sie gleich an sich gut wäre, doch eine vorzügliche Reizbarkeit der Seele, um auf die geringsten Aeußerungen und Verhältnisse aufmerksam zu seyn, gleichfalls voraussetzt, wenn eine große und vollkommene Einbildungskraft erzeugt werden soll.

Daß die Seele diese Art ihrer Thätigkeit, welche Einbildungskraft genennt wird, nicht immer in ihrer Gewalt habe, beweiset leider die Erfahrung mehr als zu sehr. Eben diese Erfahrung giebt auch Anleitung zu schließen, daß der Grund davon, in dem Nervensystem und der Phantasie liegen müsse.

Bey allen Arten unsers Denkens, wenn es nicht bloße Wiederholung gehabter Empfindungen und Gedanken, mithin bloß ein Werk der Erinnerungskraft seyn soll, ist die Einbildungskraft im weitern Verstande allemal zugleich mit wirksam, geschweige wenn wir uns allein mit solcher Art des Denkens beschäftigen, davon die Grundlage aus eigentlichen Ideen der Einbildungskraft besteht. Aber wie oft trift es sich nicht, daß wir in solchen Arten des Denkens gar nicht fortkommen können,

nen, bloß weil wir eben itzt dazu nicht aufgelegt sind. Gerathen wir von ungefehr auf die Untersuchung der Ursachen davon, so findet sich mehrentheils, daß diese in einer gewissen Ungemächlichkeit des Körpers, welche Einfluß auf die Nerven hat, liegen. Bald haben wir nicht recht verdaut, bald nicht genug, oder zuviel geschlafen; bald ist das Blut zu sehr erhitzt und in Wallung, bald zu kalt und träge, und was dergleichen mehr ist. Auf der andern Seite werden wir wiederum gewahr, daß, so bald diesen Ungemächlichkeiten abgeholfen ist, die Einbildungskraft auch wieder mehr in unsre Gewalt kommt.

Nicht aber allemal lassen sich die Ursachen ergründen, warum wir ein Mal mehr, als das andre, zu dieser oder jener, oder zu gar keiner Art des denkenden Arbeitens aufgelegt sind. Man muß bekennen, daß auch die Phantasie ihre Mucken hat, und daß es ihr nicht allemal gelegen fällt, weder die besten Materialien aus ihrem Vorrathe zur Gewahrnehmung der Seele zu bringen, noch sich von dieser nach Gefallen behandeln zu lassen. Bisweilen mögen wir sie ermuntern und spornen, so viel wir wollen; nichts, sie bleibt doch träge und zu allem verdrossen. Ein ander Mal aber, und oft, wenn es am wenigsten zu vermuthen ist, kann auch ein ganz kleiner Umstand, ein Wort, das auf sehr intereßante Ideen nur von ferne eine Beziehung wittern läßt, die ganze Phantasie plötzlich in Gang bringen, ihre Richtung ohne oder gar wider unsern Willen ändern, sie aus ihrem gewöhnlichen Schritt herausspornen, und über Stock und Block, wer weiß wie weit, wegführen. Und das alles beruht auf vorgängigen Anlagen und Dispositionen der Nerven.

Aus dem allen läßt sich so viel abnehmen, daß, wenn die Einbildungskraft auf merkliche Weise vollkommen seyn soll, es die Phantasie auch seyn müsse. Zu den Vollkommenheiten beyder gehört:

Erstens, die Phantasie muß überhaupt reizbar, und leicht in Bewegung zu bringen seyn. Das ist sie aber allemal, wenn die Nerven für sich frey, und ohne alle Hindernisse, wirken können. Sie muß nicht nur von außenher durch Empfindungen, und Empfindungsideen, sondern auch von innen durch die Wirkungen der Seele, das ist, durch die Einbildungskraft, leicht und schnell in Wirksamkeit gebracht werden können. Sie muß so wohl durch große und wichtige Veranlaßungen, als durch geringere gerührt werden können. Eine lebhafte Einbildungskraft, ist das Zeichen und die Wirkung einer reizbaren Phantasie. Auch geringe Veranlassungen setzen sie schnell in Bewegung. Für eine Einbildungskraft, die viel Lebhaftigkeit besitzt, steckt fast in jedem Worte etwas, das die Phantasie in Gang bringen

 kann;

kann; denn die meisten Wörter haben zugleich eine metaphorische Bedeutung, und stecken voll sinnlicher Beziehungen für den, der sie wahrzunehmen weiß.

Zweytens, ist es zur Vollkommenheit nicht genug, wenn die Phantasie auf vorgängige Veranlassung überhaupt reizbar ist; sie muß es auch durch und durch seyn, sie muß ganz in Bewegung gebracht werden können, und das zwar mit Leichtigkeit. Je weiter der Umfang der Mitwirksamkeit der Nerven, in Beziehung auf die Phantasie, sich erstreckt, desto mehr Ideen und Aussichten stellen sich auch zugleich dar. Nicht bloß die nächsten Verhältnisse, sondern auch die entferntesten Beziehungen der Ideen, kommen sodann in den Gesichtskreis der Seele. Und dann heißt die Einbildungskraft reich; und für sie stecken alle Ideen voll Sinn.

Drittens, müssen die Aeußerungen der Phantasie für die Gewahrnehmung vernehmlich seyn, und Ausdruck genug besitzen, sonst sind die Ideen, die dadurch in der Seele veranlaßt werden, nicht helle genug, um gehörig appercipirt und gefaßt werden zu können. Vernehmliche und sich auszeichnende Aeußerungen der Phantasie, erzeugen eine helle Einbildungskraft. Personen, welche diese Eigenschaft nicht besitzen, können zwar, wenn ihre Phantasie sonst gut ist, viel bey einem Gegenstande empfinden, sie wissen aber selbst nicht, was es alles ist; ihre Ideen sind viel zu verwickelt unter einander, als daß sie von ihnen leicht unterschieden und einzeln auseinander gesetzt werden könnten. Dieser Fehler kann aber oft noch verbessert, und durch Anwendung einer stärkeren Aufmerksamkeit, und gehörige Uebung, gehoben werden.

Viertens, muß eine merklich vollkommene Phantasie vornehmlich auch die Gefühle und Rührungen, besonders die Beziehungen derselben auf andre Ideen, in sich verweben. Bewirkt sie das auf eine vorzügliche Weise, so entspinnt sich zwischen allen Ideen und ihren Beziehungen zu dem, was angenehm und gefällig, oder unangenehm und mißfällig ist, ein allgemeiner Zusammenhang. Die Phantasie wird dadurch gefühlsam, und sie hat sodann bey jedweder Veranlassung intereßante Ideen anzubieten. Eine Einbildungskraft, welche bey jedem Gegenstande die intereßantesten Ideen hervorzubringen weiß, ist stark und warm. Wenn sie dabey in einem vorzüglichen Grade lebhaft und reich ist, so wird sie feurig. Fehlt aber der Phantasie jene Vollkommenheit, so ist die Einbildungskraft langweilig, frostig, und kalt.

Fünf=

Fünftens, giebt es der Einbildungskraft eine große Vollkommenheit, wenn sich die Phantasie nicht zu bald erschöpft, und nicht leicht ermüdet. Die Phantasie muß anhaltende Beschäftigungen nach dem Willen der Seele von Anfang bis zu Ende mit gleicher Munterkeit ertragen können, weil sonst die Einbildungskraft nicht im Stande ist, die Idee eines Gegenstandes, so lange es nach unserm Urtheil erforderlich ist, zu verfolgen, in jedes Verhältniß zu setzen, und auf alle Seiten zu drehen und zu wenden. So bald die Phantasie ermüdet, arbeitet die Seele umsonst, oder doch eben so frostig, und in aller Absicht so schlecht, als wenn jener alle gute Gabe von Natur schlechterdings versagt wäre; Minerva unterstützt die Bemühungen derselben nicht.

Sechstens, ist es eine Vollkommenheit der Phantasie, wenn sie geschmeidig, lenksam und den Versätzen und Absichten der Seele in jedem Fall unterworfen und gehorsam ist. Diese vortrefliche Eigenschaft, wenn sonst die Phantasie an sich selbst gut ist, kann durch Erziehung und Uebung erworben und verbessert, ja über alle und jede Arten der Ideen zugleich ausgebreitet werden. Diese Eigenschaft macht den, der sie besitzt, sanft und liebenswürdig, und bewahrt ihn dabey vor manchem schädlichen Fehltritt. Ein Mensch mit einer ungebändigten Einbildungskraft hat nur selten einige Gewalt über die Ausbrüche, wozu er in Absicht seiner Handlungen durch jene verleitet wird, und der geringste Zwang, den er dem Gange seiner Ideen bisweilen doch anthun muß, kommt ihm sauerer an, als die Entbehrung manchen reellen Guts. Es wird zwar selten Jemand gefunden, der nicht, in gewissen Fällen, die Zügel seiner Phantasie in Händen haben sollte, es giebt aber viel mehr Fälle, da wenigstens in Ansehung gewisser Ideen, und gewisser Gänge der Einbildungskraft, die Meisten ihrer Phantasie nicht gehörig mächtig sind; kommen gewisse Ideen nur zu einigem Grade der Lebhaftigkeit, so geht die Phantasie mit ihnen durch, und stürzt sie nach Beschaffenheit der Umstände oft in unabsehliche Abgründe. Da, wo eine starke Einbildungskraft bemerkt wird, muß also frühzeitig dafür gesorgt werden, daß es zur Gewohnheit werde, auf seiner Huth dabey zu seyn. Die Lenksamkeit der Einbildungskraft zu erlangen, ist nur während einer kurzen Zeit eingeschränkt, ist diese einmal verstrichen, so ist sie unwiederbringlich verloren, und die Einbildungskraft, die täglich bey aller Gelegenheit vestern Fuß auf ihren gewohnten Wegen fasset, läßt sich, ohne gänzliche Veränderung des ganzen Nervensystems, nicht mehr davon abwendig machen, wenn auch gleich bisweilen die sichtbaren Ausbrüche davon noch zurück gehalten werden können.

Sieben=

Siebentens, ist es eine Folge des oben bemerkten Unterschieds zwischen der Einbildungskraft und der Erinnerungskraft, daß jene am lebhaftesten und stärksten alsdann zu wirken fähig ist, wenn diese am unthätigsten ist. Nichts kann der Aufmerksamkeit, wenn sie auf die mit einer Idee associirten Aehnlichkeiten und Verhältnisse achtsam seyn soll, mehr im Wege seyn, als wenn sie sich zugleich beschäftiget nachzuspüren, ob und wie weit diese Idee nach ihren Beschaffenheiten und Umständen genau eben dieselbe ist, die sie vormals gewesen. Die Attention auf das eine, ist nothwendige Abstraction von dem andern; und beydes, im merklichen Grade beysammen, nicht möglich. Bey den Wirkungen der Einbildungskraft an sich selbst betrachtet, darf also das Gedächtniß insonderheit, nicht zu Rathe gezogen werden, so wie gegenseitig die Erinnerungskraft niemals mit Vortheil wirksam ist, wenn

wenn nicht inzwischen Phantasie und Einbildungskraft schweigen, oder allenfalls nur entfernte Rollen spielen. Das ist auch der Grund, warum wir eben so wenig poetische Geschichtschreiber, als geschichtschreibende Poeten verlangen.

Hieraus entspringt nun für die Ideen der Einbildungskraft eine neue Vollkommenheit. Sie müssen nämlich, als solche, nicht aus Ideen des eigentlichen Gedächtnisses und der Erinnerung bestehen. Je mehr sie es sind, desto unvollkommnere Geschöpfe der Einbildungskraft sind sie. Erfordern es Endzweck und Umstände, daß wir getreue Geschichte wissen wollen, so wird der, welcher seine Erfahrungen uns mittheilt, unsern Zweck desto besser erfüllen, je genauer er bey den eigentlichen Gedächtnißideen bleibt, und je mehr er alles fremde Licht, das die Phantasie darüber ausbreitet, davon absondert. Mischt hingegen

Jemand,

Jemand, der mit Ideen der Einbildungskraft zu unterhalten sucht, viel trockene oder bloße Gedächtnißideen darunter, so wird er langweilig. Denn, wenn die Einbildungskraft unterhaltend seyn soll, so muß die Phantasie unsre Ideen schon in sich verwebt, von allen Seiten angekettet, und nach ihren Verhältnissen schon in mehr als in einerley Licht gesetzt, oder mit einem Worte, sie schon gehörig verdaut haben.

Es ist daher so wohl ein Verdienst als eine Vollkommenheit der Ideen der Einbildungskraft überhaupt, wenn sie von unsrer eigenen und keiner fremden Phantasie erschaffen sind, und also dem Gedächtnisse nichts zu verdanken haben.

Ich will aber hier nicht so verstanden seyn, als hätte ich an den Fall nicht gedacht, da Gedächtniß und Einbildungskraft, zum beyderseitigen Vortheil, schwesterlich vereiniget sind, um entweder der Trockenheit des einen gefäl-

gefälligen Schmuck zu leihen, oder den Schwärmereyen der andern durch mehr Wahrheit Einhalt zu thun. Denn hier war nur die Rede von einerley Ideen, in einerley Absicht genommen.

§. 168.

Von dem Bestimmungsgrunde der Arten der Phantasie und der Einbildungskraft.

Alle eben erwähnte formelle Vollkommenheiten der Phantasie und der Einbildungskraft können zwar so, wie auch die materiellen, als so viel Arten der Phantasie und Einbildungskraft angesehen werden. Aber die meyne ich hier nicht, weil sie selbst als Bestimmungen nnd Beschaffenheiten bey jedweder Art der Einbildungskraft vorkommen können, und dabey zugleich den Grad der Güte einer jedweden Art bestimmen helfen.

Eben so wenig können auch die Arten der Einbildungskraft, wie es mir wenigstens

deucht,

deucht, mit erheblichem Nutzen und Vortheil für die philosophische Anthropologie, nach den Arten der Aehnlichkeit, und der Verhältnisse der Ideen, bestimmt werden; ungeachtet ich nicht leugne, daß es in andrer Absicht von großem Nutzen seyn kann, die einzelnen Arten der Verhältnisse und Uebereinstimmungen auch in den anschauenden Ideen aufzusuchen. Sondern ich meyne nur, daß weil doch die Verschiedenheit der Einbildungskraft sich mehr durch die Verschiedenheit ihres Ganges überhaupt, als durch die Verschiedenheit der Arten der Ideenverhältnisse, auszeichnet und kenntlich wird, hier auch mehr auf die Verschiedenheit ihres Ganges, als die Aehnlichkeiten der Ideen zu sehen sey.

Jedweder Gang, den die Einbildungskraft nimmt, berührt allemal mehr als einerley Art der Ideenverhältnisse. Der Gang allein kann die Einbildungskraft charakteristisch kenntlich ma-

machen, die Arten der Ideenverhältnisse aber nicht. Wirkt die Einbildungskraft, es sey wie und wenn sie wolle, so schränkt sie sich nie auf einerley Art der Ideenverhältnisse allein ein, sondern sie läßt, wie die Erfahrung es lehrt, bald von dieser bald von jener Art derselben ihren Weg bestimmen, oder vielmehr sie bestimmt ihn selbst, so wie ihr diese oder jene Verhältnisse, Aussichten anbieten, welche ihren Triebfedern gemäß sind. Es läßt sich durchgängig gewahrnehmen, daß allemal gewisse Triebfedern oder Antriebe den jedesmaligen Gang der Einbildungskraft bestimmen, und es deuchtet mir um deßwillen fruchtbarer zu seyn, die verschiedenen Gänge derselben im Ganzen aufzusuchen, und sie zu Bestimmungsgründen der Arten der Einbildungskraft im engern Verstande zu gebrauchen.

Ob Etwas für uns Annehmlichkeiten besitze, oder nicht, das hängt von gehabten Gefühlen, von unsrer Erziehung im weitesten Umfange, von unsren Neigungen, und dann noch von unsrem Temperamente, und der individuellen Beschaffenheit der Nerven ab. Die Verschiedenheiten und Mischungen darin, die Grade und Schattirungen sind unzählig. Daraus und aus der bestimmten Lage, worin ein Jeder sich in der Welt befindet, entspringt am Ende eine gewisse individuelle Phantasie und Gemüthsart für einen Jeden, die dann noch wiederum, nach den jedesmaligen besondern Umständen, und dem Maaße der Einsichten eines jeden, unendlich modificirt wird. So bald anfänglich die Phantasie, in Absicht gewisser allgemeiner Ideen und Gegenstände, erst mit genugsamen Bildern und Gefühlen bereichert ist, so bald entstehen Neigungen, Wünsche, Speculation über die Mittel, ihnen Genüge zu leisten, und zugleich thätige Anwendung dieser Mittel

nach

nach unsren Kräften, und jedesmaligem Wirkungskreise.

Das alles zusammen, das, um kurz zu seyn, unter Gemüthsart, Kräfte, und Gefühl der Kräfte begriffen werden kann, fängt schon frühzeitig an, unsrer Phantasie einen gewissen eignen Gang zu geben, der nach den jedesmaligen besondren Umständen überhaupt zwar modificirt, aber niemals ganz umgekehrt und unkenntlich gemacht werden kann. Die Modificationen, welche die Phantasie, so bald sie erst zu einiger Vestigkeit gekommen, anzunehmen fähig ist, sind bey manchen Personen von so geringer Bedeutung, daß der natürliche Gang ihrer Phantasie dabey überall kenntlich durchscheint.

Es läßt sich daher nicht unwahrscheinlich behaupten, daß so wohl unsre Gemüthsart überhaupt, als auch unser jedesmaliger individueller Gemüthszustand, von der Phantasie und von allem, was auf sie Einfluß hat, erzeugt und bestimmt werde; wenn gleich nicht allemal die einzelnen Veranlassungen und Ursachen, warum derselbe itzt eben so und nicht anders beschaffen ist, oder warum die Phantasie einmal dazu, ein ander Mal zu etwas anders, bisweilen auch zu Nichts aufgelegt ist, aus einander gesetzt und deutlich angegeben werden können. Eben so läßt es sich nach der Erfahrung behaupten, daß wiederum unser gegenwärtiger Gemüthszustand, der die Stimmung und den Ton der Seele ausmacht, den jedesmaligen Gang der Phantasie und Einbildungskraft bestimme, das ist, die Thätigkeit der Seele reize, in Bemerkung und Entwickelung der Phantasienideen dießmal diesen und ein ander Mal jenen Weg zu nehmen.

Grund und Absicht sind also, bey dem jedesmaligen Gange der Einbildungskraft, die regen Triebfedern; beyde liegen in der Phantasie, reizen die Seele zur Thätigkeit, und diese wirkt den Gang der Einbildungskraft.

§. 169.

Von den Hauptarten der Phantasie und Einbildungskraft insbesondre.

Die verschiedenen sich auszeichnenden Gänge der Einbildungskraft, in so fern sie sich mit sinnlichen und anschauenden Ideen beschäftiget, können alle, wie mir deucht, unter vier Hauptgattungen gebracht werden, die bey allem Eigenthümlichen, das eine jede besitzt, doch die meiste Zeit mehr oder weniger, nachdem es der itzt eben herrschende Hauptgang verstattet, mit einander vermischt angetroffen werden. Und das sind; **Witz**, **Laune**, **Affect** und **Enthusiasmus**.

Der **Witz**, ist das Kennzeichen und die Frucht einer vorzüglich reizbaren und reichen Phantasie, verbunden mit einer lebhaften und hellen Einbildungskraft. Diese Eigenschaften geben der Seele, bey einer jeden Idee, viele Nebenideen, Beziehungen und Verhältnisse zu erblicken. Das ganze Ideenreich der Phantasie, steht dem Witze zu Gebote. Es sind nicht bloß die Aehnlichkeiten der Ideen, und dessen, was sie enthalten, sondern auch ihre Verschiedenheiten, Verhältnisse und Beziehungen, die derselbe zu nutzen weiß. Seine Absicht und sein Endzweck ist, angenehm, zeitkürzend und gefällig zu seyn; er ringt nach Beyfall. Diese Absicht macht ihn zu aller Zeit kenntlich, und bezeichnet nicht allein in jedem Falle seinen Gang, sondern bestimmt auch die Art und Weise, wie er seinen Gegenstand auf die interessanteste und beste Art zu behandeln hat. Er kleidet sich um deßwillen allemal in gefälliges Lächeln, liebt angemessenen Schmuck, und unschuldige Ironie; geht in Metaphern und Allegorien einher, vergleicht, contrastirt, schil-

schildert, und vergnügt mit intereßanten Bildern, und reizenden Gemälden.

Der Witz kann durch achtsame Beobachtung dessen, was in jedem Fall am natürlichsten und seinem Gegenstande am angemessensten ist, sehr verbessert und verfeinert werden. Da, wo er aber von Natur ganz fehlt, wo seine Quellen trocken und dürftig sind, da kann weder Uebung ihn erwerben, noch Kunst ihn ersetzen.

Der ächte Witz beschäftiget sich vorzüglich mit den entfernten und versteckten Verhältnissen der gegenwärtigen Hauptidee, und deßhalb ist er unerwartet; das Naheliegende, das was von selbst in die Augen fällt, das Alltägliche, achtet er nicht. Von so weitem aber als er auch jene Verhältnisse herholt, so treffend und einleuchtend weiß er sie doch dem Auge darzustellen. Er ist plötzlich und schnell; denn er ergreift eben zur rechten Zeit seine

Ideen, und ergreifen und geschickt anwenden ist bey ihm Eins. Bloßen Schimmer und Flitterwerk verachtet er eben so sehr, als müßigen Zierrath, oder Putz, der seinem Gegenstande nicht aufs beste angemessen ist; denn an reellen Annehmlichkeiten und an bescheidenem Schmuck fehlt es ihm nimmer. Er läßt so gar manche Perle liegen, weil er nicht übersättigen will. Seine Geschöpfe können daher die Prüfungen des guten Geschmacks ausstehen, und gewinnen dabey.

Die Ideen, die der Witz erzeugt, und die Wendungen, die er ihnen giebt, müssen so, wie die ächten Ideen der Phantasie, keine Gedächtnißideen seyn; darum ist wahrer Witz immer neu, immer eigener Witz. Fremder Witz in unsrem Munde, ist als Witz nichts werth, und gilt nur als Gedächtnißidee. Sterne sagt: Eine Unze von eines Mannes eigenem

Witze, ist so viel werth, als eine ganze Last von anderer Leute ihrem (*).

Zu eben der Zeit, wenn der Witz lebhaft wirkt, kann nicht auch die Stärke und das Feuer der Einbildungskraft in gleichem Grade wirksam seyn. Denn Gegenstände, welche die Phantasie stark bewegen, in Hitze und Feuer setzen, ziehen die Aufmerksamkeit der Seele mit viel zu viel Intereße auf sich selbst. als daß diese zu gleicher Zeit, auf die Mannichfaltigkeit der sich zugleich reichlich anbietenden Verhältnisse Acht haben, und daraus gefälligen Schmuck, und sanfte Malereyen für den Gegenstand selbst, mit Wahl und Ueberlegung auslesen könnte. Der Witz leuchtet und glänzt in einem angenehm verbreiteten Lichte, und wärmt sanft; aber er erhitzt nicht, und vereiniget

(*) Tristram Schandi 2. Th. S. 173. der Bodenschen Uebersetzung.

niget nicht das Feuer der Phantasie in einen Brennpunkt.

Die Laune, ist der natürliche, freye und ungezwungene Ausbruch der Empfindungen, welche durch das Verhältniß eines gewissen Gegenstandes zu unserm gegenwärtigen wahren Gemüthszustande hervorgebracht sind. Der ganze Charakter eines Menschen, macht allemal die Grundlage von seinem jedesmaligen Gemüthszustande aus. Die besondre Lage, worin sich Jemand eben befindet, und die jedesmalige Stimmung der Phantasie, es mag sich davon Grund angeben lassen, oder nicht, modificiren fast mit jedem Augenblick, die auf unserm Charakter beruhende Art und Weise, die Dinge anzusehen und zu empfinden, bald so bald wieder anders, und daraus entspringt, im Ganzen betrachtet, unser jedesmaliger Gemüthszustand, oder der gegenwärtige Ton der Seele.

Je reizbarer, reicher und lebhafter die Phantasie und Einbildungskraft ist, desto mehrere so wohl, als auch sonst an sich selbst geringere Dinge, werden auf den Gemüthszustand selbst, einen schnellen und lebhaften Einfluß äußern. Ist nun dabey die Phantasie sehr gefühlvoll, und also die Einbildungskraft stark und warm, so wird jedwede Lage, worin man sich befindet, jedwede Empfindung, ja jedwede Idee, sogleich in solchen Verhältnissen und in solchem Lichte erscheinen, worin sie entweder einen vorzüglich angenehmen, oder unangenehmen Einfluß auf den Gemüthszustand haben, und ihm bald diese bald jene Stimmung geben muß.

Hiernach kann nun unser Gemüthszustand entweder munter und aufgeräumt, oder mürrisch und verdrüßlich seyn. Er kann traurig oder fröhlich, gütig und wohlwollend, oder säuerlich, beißend, bitter und feindlich seyn.

So abhängig aber auch die Anlage zur jedesmaligen Bildung unsers Gemüthszustandes von der Phantasie selbst ist, so schnell gewinnt er doch, so bald er fühlbar wird, die Oberhand über sie, reizt und lenkt sie, solche Ideen und solche Verhältnisse zur Gewahrnehmung der Seele zu bringen, welche dem gegenwärtigen Tone der Seele eben itzt am angemessensten sind.

Es läßt sich nicht herrechnen, was alles für unbedeutende Kleinigkeiten, in und außer uns, bisweilen im Stande sind, der Phantasie eine andre Richtung zu geben, und den gegenwärtigen Ton der Seele zu verändern, und anders zu stimmen; so wie alsdann wiederum die Verschiedenheit der Modificationen, Farben und Schattirungen fast unendlich ist, die durch den Ton der Seele, einer jeden gegenwärtigen Empfindung, jeder Idee, und jeder Aussicht gegeben werden kann. Bisweilen über-

überzieht ein melancholischer Schleyer alle Gegenstände um uns herum, und verwandelt, vermöge seines magischen Gewebes. alle Ausflüsse derselben in Klagen und Melancholie. Ein ander Mal stimmt Unzufriedenheit und Unmuth alles, was um uns ist, in Disharmonie. Oft aber bietet sich uns auch von allem nur die angenehme und lachende Seite dar; es ist dann, als wenn alles um uns her auf geheime Springfedern des angenehmsten Gefühls und Vergnügens wirkte. Wir fühlen uns glücklich, sind fröhlich, und wünschen voll Wohlwollen, der ganzen Welt neben uns fröhlich und glücklich zu seyn.

Je reizbarer, reicher, lebhafter und gefühlvoller die dabey geschäftige Phantasie und Einbildungskraft ist, mit desto lebhaftern Farben malt sich auch jede Partie des Gemüthszustandes aus. Alles, was darauf, es sey von nahe oder von ferne, einen Einfluß hat, das bekommt von der Phantasie solchen Anstrich, und wird in solches Licht oder Schatten, auch ohne unsern Vorsatz, gestellt, wie es dem gegenwärtigen Tone der Seele eben itzt am gemäßesten ist, und von ihm verlangt wird. Alles wird rühren, scheint uns wichtig, und unsrer innigen Beherzigung werth zu seyn. Was aber keine Beziehung hat, deuchtet uns dann, es sey an sich wichtig oder nicht, von keiner Erheblichkeit zu seyn.

Zu diesen Beschaffenheiten der Phantasie und Einbildungskraft, worin die Quellen und Anlagen der Laune bestehen, setze man nun die natürlichste, ungezwungenste und freyeste Aeußerung derjenigen Gefühle und Ideen, die eben itzt in Harmonie mit dem gegenwärtigen Tone der Seele, oder in derselben Farbe, von irgend einem Gegenstande veranlaßt worden, die Aeußerung oder der Ausdruck geschehe durch Mienen, Gebärden, Worte, oder Handlungen,

lungen, so wird, was eigentlich Laune ist, sichtbar und kenntlich seyn.

Die Laune ist also eine Art der Einbildungskraft, die aus der Mischung mehrerer Arten und Gänge derselben besteht. Sie ist eine Wendung der Einbildungskraft, die bald auf lachende und fröhliche, bald auf beißende und mürrische Verhältnisse und Contraste verfällt. Der Witz besonders ist ihr Freund, bisweilen aber, nur auf kurze Zeit, nimmt sie auch den Gang des Affects. Die Absicht der Laune besteht darin, den Einfluß und die Beziehung gewisser Gegenstände auf den gegenwärtigen Ton der Seele frey zu schildern, und dieser Einfluß ist allemal unendlich mannichfaltig und gemischt. Wollte die Laune einerley Idee auf einerley Weise lange verfolgen, bey einerley Gang bleiben, und einerley Farben auftragen, so bliebe sie nicht mehr Laune, sondern gienge über in bloßen Witz, bloßen Affect, oder sonst

etwas,

etwas, das mit einem andern Namen belegt wird. Denn so bald Jemand, welcher Anlage zur Laune besitzt, die Einflüsse, welche der Anblick gewisser Gegenstände auf ihn hat, in dem gegenwärtigen Ton der Seele, ohne Scheu und Zurückhalt schildert, wenn keine anders woher genommene Betrachtungen ihm dabey Zwang anthun, wenn nichts seine Ideen, und die Ausbrüche seines Gefühls dabey, in einem gewissen Gleise erhält, so kann der Gang seiner Einbildungskraft unmöglich einförmig seyn; einerley individuelle Gemüthsbewegung, und einerley unverrückter Gesichtspunkt, kann bey der Mannichfaltigkeit der Ideen, die von einer lebhaften und starken Einbildungskraft ununterbrochen hervorgebracht werden müssen, wenn nichts ihren Gang einschränkt, unmöglich lange herrschend bleiben.

Die Laune ist durchaus örtlich und individuell; denn sie entspringt, wenn sie ächt und nicht bloß nachgeahmt ist, aus dem gegenwärtigen wahren Ton der Seele, worauf die individuellsten Umstände und Empfindungen allemal den meisten Einfluß haben. Sie ist auch um deßwillen für den, der mit allen ihren Veranlassungen nicht genau bekannt ist, oft weniger verständlich.

Der Launichte hat allemal seinen eigenen individuellen Gesichtspunkt. Aus diesem bemerkt und entdeckt er diejenigen Verhältnisse der Ideen, die dem Tone seiner Seele am gemässesten sind. Er hat daher auch allemal seine eigene individuelle Art, die Dinge anzusehen, und dabey etwas Originelles in den Wendungen seiner Ideen.

Die Schilderungen der ächten Laune, sind mit freyer und sorgloser Manier hingeworfen, und eben um deßwillen für die unächte und erzwungene Laune unnachahmlich. Die wahre Laune belustiget, sie wird geliebt und gefürchtet, ohne das eine oder das andre zur Absicht zu haben. Sie scheint alles bloß um ihrer selbst willen zu thun, und nur mit sich selbst beschäftiget zu seyn. Bey ihr gilt kein Ansehn der Person, denn das würde ihren Gang, der frey seyn muß, einschränken; dem ungeachtet aber ist sie allemal edel. Wenn der Launichte schildert, so malt er sich selbst; und seine Grundsätze, und herrschende Ideen blicken allemal hervor.

So mannichfaltig der Gang der Laune auch allemal ist, so hindert doch das nicht, daß nach den jedesmaligen Umständen, dem Tone der Seele, und den Absichten dabey, nicht ein gewisser Hauptgang oder Ton darin durch und durch herrschend seyn könnte. Die Verschiedenheiten dieses Hauptganges machen die verschiedenen Arten der Laune aus. Unter allen Arten der Laune aber ist Eine, welche mit Recht die liebenswürdige und die glückli-

che

che genennt zu werden verdient. Sie lacht und spottet; bekämpft Vorurtheile und Thorheit, aber erhebt sich dabey nie mit beleidigendem Stolz, sie verwundet nicht, oder nur leicht. Sie fühlt ihre Kräfte und gebraucht sie; doch nie gegen den Wehrlosen. Sie ist edel, wohlwollend und menschenfreundlich, wird geliebt und von Jedem bewundert. Den, dessen Busenfreund sie ist, kann nichts in der Welt ganz unglücklich machen; denn sie gießt immer zu allen Uebeln des Lebens, lindernde Heiterkeit, und einen frohen Muth. Sie ist ein Geschenke des Himmels, der Balsam des Lebens, und das Gewürz. Mit einem Worte, ich meyne diejenige angenehme Laune, von welcher Sterne sagt, daß sie vormals auf der leichten Feder seines geliebten Cervantes gesessen, täglich durch seine Fenstergitter geschlüpft, und die Dämmerung seines Gefängnisses,

 durch

durch ihre Gegenwart in hellen Mittagsschein verkehrt habe (*).

Der Affect überhaupt, hat auch seinen ganz eigenen Gang, und macht eine dritte Art der Einbildungskraft aus, in so fern er nämlich die Seele reizt und treibt, auf die Phantasie zu wirken, und dabey zum Ausbruch kommt. Starke Affecten setzen die Gabe, starke Gefühle zu haben, und zugleich eine starke Phantasie und Einbildungskraft, zum voraus. Das Allgemeine, das alle Affecten in ihrem Gange mit einander gemein haben, und das eigentlich nur hieher gehört, besteht darin: daß, wenn sie sich äußren, und in Worte ausbrechen, ihr Endzweck und ihre Absicht, weit einfacher

(*) In der unnachahmlich schönen Anrufung an die Laune, welche ein Bild enthält, das werth ist, von Chodowiecki gezeichnet und gestochen zu werden. Tristram Schandi Th. 9. S. 79.

facher ist, als die Absichten des Witzes und der Laune.

Der wahre Affect hält sich, in seinem Gange, bey keinen Nebenaussichten auf, er will nicht belustigen, sondern rühren, bewegen, und erschüttern. Was zu diesem Endzwecke geradezu nichts beyträgt, das hält er nicht der Mühe werth aufzulesen. Er will die ganze Aufmerksamkeit auf sich allein gerichtet wissen, deßwegen schildert er sich immer selbst, und zwar nach den stärksten Beziehungen und Verhältnissen, welche die Phantasie nur anzubieten vermag. Aus eben dem Grunde vermeidet er alle Arten der Rührungen, die nicht mit ihm selbst in naher Verwandtschaft stehn, und nichts beytragen ihn noch stärker und unterscheidender zu bezeichnen. Schmuck und Zierrath sucht er nicht, denn er will nicht angenehm beschäftigen, und durch die Mannichfaltigkeit angenehmer Bilder unterhalten. Er will nicht glänzen, sondern durch Mittheilung seines Feuers erhitzen. Er ist simpel, oft naiv, und wenn er spricht, spricht er Empfindung. Von dem wahren Affect kann man mit Recht sagen, was Sterne vom Korporal Trim gesagt hat: Ohne Antithesen oder Poincten, oder Wendungen links oder rechts, läßt er die Bilder auf dieser, und die Malereyen auf jener Seite liegen, und geht gerade vor sich weg, wie ihn die Natur leitet, aufs Herz los (*).

Der Enthusiasmus, allgemein betrachtet, hat einen weit vielfachern und zusammengesetztern Gang, als der Affect. Sein Ziel ist weiter gesteckt, und die Mittel, dahin zu gelangen, sind vielfältig. Außer einer starken und feurigen Einbildungskraft, setzt der Enthusiasmus auch eine reiche und sehr reizbare Phan=

(*) Tristram Schandi Th. 5. S. 47. der Bodenschen Uebersetzung.

Phantasie zum voraus. Sein Endzweck ist nicht, in Absicht auf sich selbst zu rühren, er will sich nicht selbst schildern, und verlangt für sich nichts; sondern allein für seinen Gegenstand, den Abgott seiner Phantasie, will er einnehmen. Mit diesen bringt er alle seine Ideen in Beziehung, und entdeckt dadurch beständig neue Seiten an ihn, und erhitzt sich immer mehr. Um für seinen Gegenstand alle Herzen einzunehmen, und dessen Werth recht zu schildern, nimmt er Witz und alle einzelne Affecten zu Hülfe, und webt sie in seinen Gang ein. Die ganze Phantasie bringt er in Aufruhr, bis sie sich endlich ganz nach seiner Absicht bequemt, den Gegenstand seiner Wünsche und Verehrung an jede Idee heftet, und durchweg seinen Gang annimmt. Der Reiz, den er den Gegenständen, welchen er nachjagt, in seinen eigenen Augen beylegt, ist oft nur eingebildet, aber allemal unwiderstehlich.

Der Enthusiast ist zu allem fähig, wozu Muth, Standhaftigkeit, und Verachtung der Gefahren nur immer ansporen kann, er unterscheidet sich aber durch die beständigen Schwärmereyen seiner Phantasie. Kalte gesunde Vernunft, und unparteyische Abwägung des Werths der Dinge, sind seine Triebfedern nicht.

Der Enthusiasmus ist in Absicht seiner Gegenstände oft dauernd, oft veränderlich. Er ist oft natürlich und ein Hang der Phantasie; er kann aber auch nach Willkür und mit Vorbedacht erregt werden. Er ist löblich, oder tadelnswerth, nach dem die Gegenstände, denen er nachjagt, von Güte und Wichtigkeit sind.

§. 170.

Von dem Einflusse, den die Erziehung und Gewohnheit auf die Einbildungskraft haben kann.

Die Phantasie und Einbildungskraft, können noch außer den oberwähnten Vollkommenheiten,

heiten, die eigentlich nur ihre Form, oder die Güte und den Grad ihrer Kraft angehen, andre Vollkommenheiten besitzen, die mehr den Inhalt der Ideen selbst, und die Verbindung und Stellung derselben unter einander betreffen. Diese können die materiellen Vollkommenheiten derselben genennt werden.

Bey der Hervorbringung und Bildung des Menschen, sorgt die Natur nur für die formellen Beschaffenheiten der Einbildungskraft. Ihr Geschenk ist es, wenn Jemand in dem Besitze einer reizbaren, lebhaften, hellen oder starken und feurigen Einbildungskraft sich befindet. Aber was für Ideen und Bilder, von welchen Seiten, in welcher Stellung neben einander, in welcher Verbindung, und in welchem Lichte, sie sich uns wirklich darstellen, das hat sie meistens dem Laufe der Welt, unsrer Erziehung, den verschiedenen Lagen und Stellungen, worin wir selbst in Absicht unsrer hältnisse gegen andre nach und nach gerathen, und dann noch unsrem eigenen geflissentlichen Bemühen, und unsrem Urtheile überlassen.

Um jene formelle Vollkommenheiten zu vermehren, oder auch nur zu bewahren, sind wir nicht vermögend viel mehr zu thun, als Acht darauf zu haben, daß der Gesundheitszustand unsers Nervensystems, und alles dessen, was darauf Bezug und Einfluß hat, möglichst erhalten, und, so bald Mängel daran verspürt werden, solche durch dienliche Mittel gehoben, und er selbst verbessert werde. In Ansehung der materiellen Vollkommenheiten aber, können wir selbst, um sie zu befördern, weit mehr ausrichten, obgleich bey weitem nicht alles, ja nicht einmal so viel, als gemeiniglich geglaubt wird; in gewissem Maaße können sie erworben werden, und sind in so fern sittlich, folglich auch für uns selbst ruhmwürdiger, ob

sie

sie gleich bey weitem nicht so glänzen, und auch selten so hoch geachtet werden, als jene.

Die Mitwirksamkeit der Nerven, oder die Association der Ideen, in so fern sie Grund und Ursache von der so oder anders bestimmten Phantasie eines Menschen ist, hat überhaupt dreyerley Quellen:

Erstlich, die in dem Nervenorganismus gegründete, und allen Menschen angeborne Art und Weise der Mitwirksamkeit der Nerven. Worin überhaupt der Grund liegt, warum mit einer jeden gegenwärtigen Idee, auch andre ähnliche und Verhältnißideen hervorgebracht werden.

Zweytens, das angeborne Temperament eines Menschen, oder die bestimmte individuelle Natur seiner Nerven, mit Inbegriff alles dessen, was von den übrigen Theilen seines Körpers darauf wirkt, oder Einfluß hat. Hierin ist nicht allein die Ursache zu suchen, warum ihm gewisse Gefühle und Rührungen angenehmer sind, und mehr Reiz für ihn haben, als andre, sondern es wird auch dadurch derjenige Gang der Phantasie, den Neigungen und Leidenschaften besonders erzeugen, bestimmt. Dieser Gang ist zwar, im Ganzen betrachtet, bey allen Menschen mehrentheils einerley, im Einzelnen aber ist er in Ansehung eines jeden Menschen sehr kenntlich unterschieden.

Drittens, kommt noch außerdem eine gewisse geläufige Art der Mitwirksamkeit der Nerven, oder ein bestimmter Gang der Phantasie hinzu, der allein durch die Erziehung, das Wort in seinem weitesten Umfange genommen, nach und nach erzeugt, und durch Gewohnheit bevestiget wird.

Mit was für Bildern unsre Phantasie in den Jahren der Kindheit angefüllt wird, das hängt größtentheils von der Erziehung ab, die wir bekommen. Allein, wenn diese Bilder

oder

oder Ideen von der Art sind, daß darauf die natürlichen Triebe und Neigungen irgend einen Einfluß haben können, so bleibt die Behandlung dieser Bilder, so wohl in Absicht ihrer Verbindung unter einander, als des Lichts, das auf ihre Beziehungen mit unsren Gefühlen geworfen werden kann, bloß ein Werk der Einbildungskraft, das erst nach und nach, so wie Triebe, Neigungen, Leidenschaften entstehen, und zunehmen, vollendet wird. Diesem Misbrauche, den die Einbildungskraft von solchen Bildern der Phantasie, zu Misleitung der Triebe, mit der Zeit machen kann, wird folglich nur unzulänglich dadurch vorgebeugt, daß sie Kindern von Anfang an, in dem besten Zusammenhang, und unter den edelsten Beziehungen, beygebracht werden. Denn, wenn gleich selbige, mit dem ersten Eindruck bekleidet, sittsam in der Phantasie zu ruhen scheinen, so reifen doch nicht so bald Triebe und

Neigungen, welche die Einbildungskraft reizen, sie mit Malereyen, die ihnen angenehm und gemäß sind, zu unterhalten, als diese Ideen und Bilder, in so fern sie dazu passend sind, so gleich in ganz andrer Gestalt wieder auferstehn, Reizungen mit sich führen, und Seiten hervorkehren, welche zu verdecken, und stumpf zu erhalten, anfänglich für eine so leichte Sache gehalten worden.

Diesem Misbrauch der Phantasie, der in den natürlichen Trieben und den wachsenden Neigungen seinen Grund hat, scheint nichts so glücklichen Einhalt thun zu können, als die Kraft der Vernunft, wenn sie so wohl die schädlichen Folgen davon, als den bessern und weit mehr vergnügenden Gebrauch der Triebe und Neigungen, anschauend einsehen lernt. Bis dahin aber, daß die Vernunft, früher oder später, zu dieser Einsicht gebracht werden kann, sollte die Einbildungskraft, so weit es eine kluge Vorsichtigkeit rathsam findet, rein und unentweyht bewahrt, und dagegen die Phantasie mit Gesinnungen, Ideen und Bildern, die den aufkeimenden Trieben und Neigungen die rechte Richtung, und ein Gegenwicht geben können, frühzeitig angefüllt werden.

Was aber die weit größre Anzahl aller andren Bilder, Ideen und Kenntnisse betrift, die an sich nicht mit solchen Trieben und Neigungen in naher Verwandtschaft stehen, welche zum Misbrauch leiten können, so hat darin die Erziehung einen weit stärkern Einfluß, und bringt dauerhaftere Folgen zuwege. Denn nicht bloß der Reichthum der Phantasie, in den Kenntnissen dieser Art, sondern auch die Wahl der Gattung derselben, und, was das wichtigste ist, ihre Verbindung und Stellung, ja selbst das Licht, worin sie erscheinen, und die Beziehungen, wohin sie weisen, und womit sie in Zukunft wieder zum Vorschein kom-

kommen sollen, das alles hängt größtentheils von einer sorgsamen und geflissentlichen Erziehung ab.

Ausserdem hat beydes, Erziehung und Gewohnheit, auch einen sehr starken Einfluß auf die ganze Richtung des Ganges, den so wohl unsre Einbildungskraft überhaupt, als auch unsre ganze Denkungsart, dermaleinst nehmen wird. Wenn man die Einbildungskraft überhaupt mit Vorsatz und nach Absichten wirken läßt, und sie nimmt oft einerley Gang, es sey, daß man nur immer auf einerley Art der Verhältnisse an den Ideen vorzüglich aufmerksam ist, oder daß man sie nur immer auf gewisse Seiten dreht, und die Ideen nicht so wohl in ihrem eigenen Lichte, als nur immer in dem Lichte betrachtet, das gewisse andre einmal eingeprägte Kenntnisse darauf werfen, so gewöhnt sich unvermerkt die Phantasie auf eine ähnliche Weise bey jeder Gelegenheit zu wirken;

wirken; sie bekommt eine Anlage, jeden Gegenstand uns nur von einer gewissen Seite, und in einem einseitigen Lichte zu zeigen. Daher kommt es, daß, wenn man erst einmal den Gang kennt, den Jemandes Phantasie und Denkungsart gewöhnlich zu nehmen pflegt, man ziemlich leicht Meister über ihn werden, und ihn durch geschickte Wendung der Ideen lenken und führen kann, wie und wohin man will.

Dergleichen Gewohnheiten, wenn sie gleich nach Verschiedenheiten der Gegenstände an sich verschieden sind, werden doch, wenn sie einwurzeln, oft schädlich. Man muß sich daher hüten, die Einbildungskraft nicht an einen gewissen Gang zu gewöhnen, damit nicht die Phantasie, in diesem Betracht, steif und eigensinnig werde. Um dem vorzubeugen, scheint besonders dienlich zu seyn, eine jedwede Sache, so viel möglich, von allen Seiten und in vielerley Beziehungen, insonderheit aber von der guten und schlimmen Seite zugleich zu betrachten, allemal die Sache zuerst an sich selbst und in ihrem eigenen Lichte, und dann erst die Gründe, die von entferntern Beziehungen dafür und dawider hergenommen werden können, jedoch immer mit dem begleitenden Vorsatze, unparteyisch zu bleiben, zu erwägen, und vor allen Dingen, nicht leicht weder der einen noch der andren Gattung Gründe, wenn sie gleich für uns überzeugend sind, ein gar zu großes Uebergewicht beyzumessen. Die Phantasie geräth sonst nach und nach in den Zustand, oder sie erwirbt die für die Wahrheit überhaupt höchst nachtheilige Fertigkeit, gewisse Ideen und Kenntnisse sehr leicht, mit einer so hellen und lebhaften Ueberzeugung der Seele, vorzustellen, daß man die gegenseitigen Gründe nicht einmal mehr, ohne entrüstet zu werden, anhören kann. Ein Fehler, der die schlimmsten

sten Folgen nach sich ziehen kann, und überhaupt der freyen Untersuchung der Wahrheit, wodurch sie doch zu allen Zeiten so sehr viel gewonnen hat, allen Zugang versperrt.

Ich habe gesagt, man solle sich hüten, auch den Gründen, die wirklich überzeugend für uns sind, nicht ein gar zu grosses Uebergewichte beyzulegen; ich verstehe dieses hauptsächlich von denen Fällen, wo doch wirklich die Meynungen noch verschieden, und die Stimmen getheilt sind. Das Gegentheil ist allemal das unstreitige Kennzeichen einer Seele, die nur ein kleines und eingeschränktes Feld von Zusammenhang und Gründen zu übersehen vermag. In je mehr Verhältnisse und Beziehungen, oder in je grössern Zusammenhang Jemand das, was er für richtig und gegründet erkennt, zu setzen weiß, und je unparteyischer er schon zum voraus dabey gesinnt ist, desto mistrauischer wird er wirklich gegen seine einseitigen Einsichten seyn. Der Inbegriff dessen, was man, ohne Furcht zu irren, für wahr halten darf, ist in der That nur geringe, gegen das Ganze dessen, was überhaupt für wahr gehalten wird.

Es giebt Personen, welche den kleinen Bezirk ihrer vermeyntlichen Vernunftwahrheiten, mit so viel Zuversicht, für ausgemacht richtig halten, daß sie in die größte Verwunderung gerathen, wenn sie sehen, daß dieser oder jener gleichfalls große Mann dagegen noch Zweifel hegen kann. Dieser Fehler liegt meistentheils weder in dem Verstande, noch in den Einsichten überhaupt, sondern sicherlich in dem ganzen Umfange der Erziehung, und der nachherigen Gewohnheit, er kann aber, wie vorher bemerkt, vermieden werden.

§. 171.

§. 171.

Von dem Nutzen der Einbildungskraft überhaupt.

Wenn die Einbildungskraft überhaupt, in eben dem weiten Umfange, in Absicht der Seele genommen wird, worin vorher die Phantasie überhaupt, in Absicht des ganzen Nervensystems, genommen worden, so, daß dazu nicht nur von den sinnlichen und anschauenden, sondern auch überhaupt von jeder Art der Verhältnisse, Aehnlichkeiten und Uebereinstimmungen in unsern Ideen, die leidenden und die thätigen Gewahrnehmungen, mitgerechnet werden, so enthält die Einbildungskraft offenbar alles das, was, außer der Erinnerungskraft, die Seele nur immer an ihren Ideen zu bemerken, oder, vermöge ihrer verschiedenen Art der Thätigkeit, damit sonst nur immer anzufangen weiß.

In diesem Verstande werden nun freylich manche ganz intellectuelle Vermögenheiten der Seele zur Einbildungskraft überhaupt mit gezogen, allein das ist weder dem Sprachgebrauch noch der Erfahrung entgegen, da es unleugbar ist, daß die Einbildungskraft in engerer Bedeutung, worin sie es bloß mit Empfindungen und anschauenden Ideen zu thun hat, niemals, so lange wenigstens der Mensch wacht, weder für sich selbst ganz allein wirkt, noch auch einmal von allen intellectuellen Handlungen der Seele ganz abgesondert werden kann. Die Seele ist allemal nach Beschaffenheit ihres Ideenkreises ganz geschäftig, obgleich nicht nach allen ihren Vermögenheiten in gleichem Grade zugleich; denn es ist nicht möglich, Aehnlichkeiten zu appercipiren, sie aufzusuchen, in Worten auszudrücken, und Andren zu verstehen zu geben, ohne daß nicht

meh-

mehrere intellectuelle Vermögen dabey mit beschäftiget seyn müßten.

Wird nun das Geschäfte der Seele, das Einbildungskraft genennt wird, in diesem weitesten Umfange genommen, so kann daraus die Erfindung aller Wahrheiten, Künste und Wissenschaften begreiflich gemacht werden, und die Erfindungskraft selbst, wird sodann nur ein Zweig der Einbildungskraft überhaupt seyn. Durch das Geschäfte der Einbildungskraft werden entfernte und tiefer liegende Verhältnisse ganz verschiedener Ideen, in ein Bild, oder in ein Ganzes vereiniget, und zu einem gemeinschaftlichen Gesichtspunkt gebracht. Dieses giebt Gelegenheit, allgemeine Verhältnisse zu entdecken, durch deren Anwendung auf andre Ideen ganzer Geschlechter, neue Reihen nützlicher Wahrheiten erfunden werden können.

Außerdem aber liegen in der Einbildungskraft überhaupt, von fast allen unsren Handtungen die nächsten Antriebe und Bestimmungsgründe. Die Phantasie, die eigentlich den Stoff hergiebt, den die Einbildungskraft bearbeitet, stellt uns jedwede Aehnlichkeit und Beziehung, welche die angenehmen oder unangenehmen Gefühle, mit den gegenwärtigen Empfindungen, Ideen, und Nebenideen, oder den Aussichten auf vergangene und künftige Ideen und Handlungen, nur immer haben können, vor Augen. Diese Rührungen oder Gewahrnehmungen des Angenehmen und Unangenehmen, des Guten und Bösen, sind in allen den Fällen, wo tiefer liegende und weitläuftige Ueberlegungen dessen, was für unsern Zustand eben itzt am zuträglichsten ist, nicht angestellt werden können, die einzigen Triebfedern unsrer Handlungen. Wir sammlen und berichtigen diese Triebfedern und Antriebe durch Erfahrungen, und jede neue Erfahrung bereichert die Phantasie mit neuen Ideen, welche in Zukunft bey ähnlichen Fällen unsre Aussichten vermehren, und uns auf diese Weise immer richtigere Anweisungen geben, um unser Verhalten schicklich für uns einzurichten.

Das bloße Gedächtniß im engern Verstande würde, ohne Mitwirkung der Einbildungskraft, uns hier in den meisten Fällen nur eine unzulängliche Hülfe verschaffen. Denn höchstens läßt sich davon, wenn es sehr gut ist, eine Anweisung nehmen, unser Verhalten in einerley und eben denselben Fällen, wenn sie wieder vorkommen, darnach einzurichten. Aber wie selten kommt einerley Fall wieder vor! Die Aehnlichkeit der Fälle, welche die Einbildungskraft uns vorhält, giebt wahrscheinliche Gründe, um unsre Handlungen zu bestimmen, und nach diesen Wahrscheinlichkeiten müssen unsre allermeisten Handlungen unternommen werden. Daß nicht das Gedächtniß, sondern vornehmlich die Einbildungskraft, unsre meiste

Handlungen leitet und bestimmt, läßt sich insonderheit an Personen bemerken, die, bey einem guten Gedächtniß, eine trockene und dürftige Phantasie besitzen. Sie wissen sich selten zu helfen, so bald ein veränderter Fall ihnen vorkommt. Durch noch so viel Erfahrungen werden sie wenig belehrt, weil einerley Fall und Umstände selten wieder zusammen treffen; ja selbst in Ansehung ihrer allgemeinen Begriffe und Grundsätze, wird es ihnen, aus eben der Ursache, meistentheils an der recht treffenden Anwendung fehlen. Eine reiche Phantasie hingegen, die bald und leicht verdaut, oder welche vergangene Ideen leicht und vielfältig in sich verwebt, giebt ihrem Besitzer, wenn er sich gleich wenig allgemeine Grundsätze gemacht hätte, doch anschauende Anweisungen und Aussichten genug, um sich in jedem Fall leicht finden zu können, und den rechten Gesichts-

punkt

punkt bald zu fassen, um seine Handlungen dem gegenwärtigen Falle gemäß einzurichten.

Weiter ist es einzig und allein der Einbildungskraft zuzuschreiben, wenn die Aussicht auf grosse und edle Handlungen, die Brust mit männlichem Feuer erwärmt, uns Muth und Vestigkeit des Vorsatzes einflößt, zur Vollbringung begeistert, und eine brennende Begierde dazu in unsern Augen entzündet. Eine starke und lebhafte Einbildungskraft, malt die Ideen einer gefühlvollen Phantasie mit den lebhaftesten Farben schnell aus. Dergleichen plötzliche Phantasienbilder, rühren die Seele mit unbeschreiblicher Macht, und reizen sie auf der einen Seite zu sehr starken Gegenwirkungen, und auf der andern zur Ergreifung unwandelbarer Vorsätze, die so wohl den gegenwärtigen Rührungen, als den Aussichten der Seele gemäß sind. In Absicht der Gegenwirkungen bringt die gereizte Thätigkeit der Seele, das ganze feinre Nervengewebe in Bewegung, wovon sich in allen Gliedmaßen und Adern, wohin nur von dort aus bewegende Nerven führen, die Wirkungen spüren lassen. Die Blut- und andre Gefäße erweitern sich hier, und verengern sich dort, davon entsteht hier gelinde Wärme und edle Röthe, dort sanfter Schauer. Diese äußre Empfindungen von innen (§. 39.), wirken als Gefühle wieder zurück auf die Seele, vermehren den Reiz ihrer Thätigkeit, den Blitz der Augen, und beflügeln die Ausführung des Vorsatzes.

Alle diese und andre dergleichen Wirkungen der Einbildungskraft auf den Körper leiden, nach Verschiedenheit der Fälle, und der Beschaffenheit der Gefühle und Rührungen, auch nach dem Maaße des Reichthums und der Wärme der Einbildungskraft, unzählige Veränderungen, welche hier anzuführen, für meine Absicht zu weitläuftig ist.

Endlich ist auch der Einbildungskraft noch schuld gegeben worden, daß sie, in schwangeren Personen, allerley und meist schädliche Einflüsse auf die Frucht haben solle. So lange diese Beschuldigung bloß beym Allgemeinen bleibt, so lange kann dawider nicht viel eingewendet werden. Denn es ist bekannt, daß, vermöge der Einbildungskraft, wenn insonderheit stürmische Affecten dazu kommen, das Blut im Körper erhitzt, und dessen Umlauf bald beschleuniget, bald gehemmt werden kann. Entstehen nun dergleichen Bewegungen öfters, und werden sie plötzlich verändert, so kann sich allerdings davon eine üble Gährung, und ein Stocken so wohl des Bluts, als andrer Säfte, erzeugen, welches auf die Gesundheit der Mutter, und ihrer Frucht, viel schädliche Einflüsse haben kann. Wenn aber, durch jene Beschuldigung, diejenigen Wirkungen der Einbildungskraft gemeynt seyn sollen, da durch

Schröck,

Schröck, Furcht, Entsetzen, oder durch andre Gemüthsbewegungen, solche Veränderungen in der Bildung der Frucht hervorgebracht werden sollen, welche mit den veranlassenden Gegenständen solcher Gemüthsbewegungen, oder gar mit gewissen Handlungen der Mutter, welche von ihr während derselben vorgenommen worden, irgend eine Aehnlichkeit haben sollen, so muß zu allererst, um den Grund dieser Beschuldigung wahrscheinlich zu machen, deutlich gezeigt werden, daß von den Nerven der Mutter, worauf die Einbildungskraft zunächst wirkt, einige ihren Lauf bis nach den veränderten Theilen und Gliedmaßen der Frucht nehmen; indem sonst die Einbildungskraft schlechterdings keine andre Werkzeuge, und keinen andren Weg hat, wodurch sie körperliche und ihrem Eindruck ähnliche Verändrungen, in der Frucht selbst hervorbringen könnte. Allein, nach dem Zeugniß des Herrn von Haller, ist es eine bekannte Sache, daß von der Mutter selbst ganz und gar keine Nerven in die Frucht kommen. Es bleibt also kein andrer Weg übrig, wodurch dergleichen Wirkungen hervorgebracht werden könnten, als der Weg der sogenannten Sympathie, den Niemand zu erklären, oder Anfang und Ende davon anzugeben weiß. Dergleichen unbegreifliche Hypothesen aber, sollten nicht ohne die überzeugendsten Beweise von der Thatsache selbst, woran es doch bisher noch immer gemangelt hat, angenommen werden. Denn, wenn auch ja ein Muttermal bisweilen mit einer andern Sache, etwan einer Linse, Erdbeere, oder sonst dergleichen etwas, eine gewisse Aehnlichkeit zu haben scheint, so weiß doch der wahre Physiolog, ohne zur Sympathie seine Zuflucht zu nehmen, begreiflichere Gründe dieses Zufalls anzugeben.

Je

Je mehr aber noch künftig die Natur der Seele wird untersucht, und ins Licht gesetzt seyn, desto mehr werden dergleichen geheimnißreiche Hypothesen, von ihrem bisherigen Ansehn verlieren.

Der sicherste Einfluß indessen, den die Einbildungskraft einer Mutter noch zuweilen, in Ansehung der Muttermäler, beweiset, ist der, den sie auf die Einbildungskraft solcher Personen hat, die, dadurch zu gleichen Einbildungen gestimmt, oft da Aehnlichkeiten zu finden glauben, wo kein unparteyisches Auge welche gewahr werden kann.

§. 172.

Von den Vergnügungen der Einbildungskraft.

So nützlich sich die Einbildungskraft in den nothwendigsten Geschäften des Lebens erweiset, eben so überaus wohlthätig ist sie zugleich in Absicht unsrer Vergnügungen. Sie ver=

vermehrt und erhöht das Angenehme in allen Arten der Empfindungen, und das Unangenehme darin weiß sie für unser Gefühl stumpf zu machen, zu schwächen, oder gar zu verbergen. Sie vermag die Blüte der Natur in unsern Augen mit noch höheren Farben zu malen, und kann den Genuß jedweden Guts bis zum innigsten Vergnügen, ja bis zur Entzückung erheben. Es steht in ihrem Vermögen, jede Handlung in der Natur mit kennbarem Affect zu beleben, und alle Freuden eines theilnehmenden Herzens unendlich zu vervielfältigen, und sie noch immer geschmackvoller zu machen. Die zerstreuten Bilder lieblicher Gegenstände in der Natur weiß sie, zur Belustigung der Seele, in ein Ganzes zu vereinigen, sie auszumalen, und ihnen Leben und Bewegung zu ertheilen. Körperlichen Dingen giebt sie Ideen und Empfindungen, geistigen Wesen aber, Körper; abstracte Gegenstände personificirt sie, und kleidet sie dann in bedeutenden Schmuck ein. Mit einem Worte, die Einbildungskraft ist die Quelle unendlicher Vergnügungen, und die Schöpferinn aller Werke der schönen Künste und Wissenschaften. Sie allein ist es, die in diesen erfindet, arbeitet, und unserer Bewunderung Meisterstücke darstellt.

Wer allen diesen Wirkungen der Einbildungskraft, in dem ganzen weiten Umfange ihrer Folgen und Einflüsse auf das Vergnügen des Menschen, aufmerksam nachdenkt, der muß nothwendig zur dankvollsten Bewunderung desjenigen Wesens hingerissen werden, das den Menschen so zum Erstaunen kunstreich zubereitet, und ihn dadurch auf so mannichfaltige Art und Weise fähig gemacht hat, alle und jede Annehmlichkeiten der Natur, sich selbst nach eigenem Geschmack und Gefühl, noch angenehmer und reizender gleichsam umzuschaffen, sich die Gegenstände des Angenehmen nach

Gefal-

Gefallen zu vermehren, ja selbst seine Empfindungen davon zu schärfen und zu erhöhen.

Schon dankenswerthe Güte würde es gewesen seyn, wenn der Mensch des frohen Anblicks und des Genusses der Natur, auch nur so wie die bloße Empfindung beydes giebt, theilhaftig geworden wäre; aber nein, er sollte glücklicher seyn. Es ward ihm gegeben, sich die Natur noch angenehmer vorzustellen, und sie reizender und noch schöner zu empfinden, als sie in ihren einzelnen Theilen, so viel davon auf einmal wirklich empfunden werden kann, in der That ist. Die Phantasie und die Einbildungskraft, waren die glücklichen Quellen, die dem Menschen zum Erbtheil mitgegeben wurden, woraus noch mehr Reiz, Licht und Wonne, über alle seine angenehmen Empfindungen strömen sollte.

Es ist vorher (§. 166.) bemerkt worden, daß die Einbildungskraft, bey allen wirklichen

Empfindungen, ihrer Natur nach zugleich geschäftig ist, und daß sie allemal viel Antheil daran hat, ob und in welchem Grade eine Empfindung uns angenehm oder unangenehm wird. Jedwede Beziehung, worein wir einen gefälligen Gegenstand, nach den Aussichten, die seine Empfindung uns giebt, versetzen, erweckt neue ähnliche und verhältnißmäßige Nebenideen. Diese Gefühle, die sich mit der eigentlichen Empfindung des Gegenstandes selbst vereinigen, geben ihm neue Reize, und bekleiden ihn mit noch mehr Annehmlichkeit.

Von dieser Art der Vergnügungen an wirklichen Gegenständen, würden wir gar nichts wissen, wenn wir nicht mit Einbildungskraft begabt wären. Wir würden zwar die wirklichen angenehmen Empfindungen haben, welche ein gefälliger Gegenstand an sich selbst zu geben im Stande ist, aber es würde unserer Empfindung von ihm, das alles fehlen, was

dabey

dabey nicht durch ihn selbst unmittelbar hervorgebracht ist. Selbst das Gedächtniß insonderheit, würde die Empfindung weder verschönern noch angenehmer machen können, weil in einer eigentlichen Gedächtnißidee weiter nichts, als nur genau der vorige Eindruck, enthalten seyn darf, und solcher also mit dem gegenwärtigen einerley seyn muß. Wenn also von allen angenehmen Empfindungen das abgerechnet werden sollte, was von der Phantasie hinzugethan ist, so würde vergleichungsweise wenig Annehmlichkeit dabey übrig bleiben. Man kann zwar dagegen wiederum sagen, daß auch eben so oft die Phantasie alle Leiden und Uebel des Lebens vergrößern und vermehren helfe, allein der Mensch kann doch, wenn er will, und so bald er nur erst einsieht, was zu seinen Leiden bloß Zuthaten der Phantasie, und nicht wirkliche Empfindung ist, ihren unangenehmen Wirkungen undurchdringliche

Dämme entgegen bauen, und dann — was sind auch alle Leiden einer gefühlvollen Seele, gegen die Freuden und unaussprechliche Wollust, wozu sie auf der andern Seite wieder fähig ist?

Außer diesen Vergnügungen, welche uns die Einbildungskraft an wirklichen Dingen, Handlungen, Begebenheiten, Stellungen, Lagen und Verhältnissen in der Welt, in einem sehr erhöhten Grade finden lassen kann, weiß sie uns auch in Abwesenheit, und ohne die wirkliche Empfindung aller dieser Dinge, fast noch auf eine angenehmere Art zu beschäftigen. Wer eine gefühlvolle, reiche und starke Einbildungskraft hat, dem kann jede Kleinigkeit Anlaß geben, sich in Gedanken die angenehmsten Bilder noch angenehmer, als sie in der Natur selbst sind, zusammen zu setzen; er kann sich mit seinen Einbildungen in die angenehmsten Lagen versetzen, ganze Reihen rührender

Bege=

Begebenheiten zusammen ketten, die edelsten und schönsten Handlungen darin verweben, und sich so auf die mannichfaltigste Art und Weise, dichterisch selbst belustigen. Er kann sich Vergnügungen verschaffen, welche mit keinen unangenehmen Empfindungen, die so oft im Gefolge des Vergnügens der Sinne sich aufhalten, vermischt sind.

Diese zweyte Gattung der Vergnügungen der Einbildungskraft, kann als die Mutter der Werke schöner Künste und Wissenschaften, in so fern sie das Vergnügen zur Absicht haben, angesehen werden. Und diese machen dann die dritte Gattung der Vergnügungen der Einbildungskraft aus.

So bald Jemand angenehme und reizende Phantasienbilder, sie seyn durch sich selbst, oder durch Verbindung mit andern, oder durch Nebenideen und Aussichten, worauf sie hinweisen, reizend und angenehm, es sey durch welche Mittel und auf welche Art es wolle, so realisirt und wirklich darstellt, daß dadurch in Andern gleichfalls Vergnügungen der Einbildungskraft erweckt werden, so hat er ein Werk der schönen Künste und Wissenschaften vollbracht. Das Phantasienbild, das er für die Empfindung Anderer darzustellen bemüht gewesen, ist das Ideal, wornach er gearbeitet hat. Je vollkommener dieses ist, oder je mehrere und bessere, und je stärkere Vergnügungen mit einander verbunden es enthält, je richtiger und vollkommener diese in das Werk selbst übergetragen sind, und je besser also und stärker dasselbe die beabsichtigte Wirkungen auf die Einbildungskraft Anderer hervorzubringen im Stande ist, desto vollkommener ist das Werk selbst.

Die Vergnügungen der Einbildungskraft, welche durch ein vollkommenes Werk der Kunst oder der schönen Wissenschaften erzeugt werden

den können, sind von sehr verschiedener Art. Eine merkwürdige Verschiedenheit, die auf die Geschichte des Geschmacks Einfluß hat, besteht darin, daß einige solcher Werke für und an sich selbst schon angenehm sind, und vermöge ihrer Natur geradezu einen jeden vergnügen, weil sie auf natürlich angenehme Empfindungen und Triebe eine nahe Beziehung haben. Andre stehen mit solchen Empfindungen und Trieben nur in entfernten Verhältnissen, die von einer gemeinen Aufmerksamkeit nicht sogleich entdeckt werden können. Um an solchen Verhältnissen Vergnügen zu finden, werden schon gewisse Kenntnisse und ein aufgeklärterer Geschmack vorausgesetzt. Noch andre Bilder und Ideen werden nur erst durch die äußerste Kunst, mit dem, was uns angenehm ist, in Beziehung gebracht. Sie haben oft noch dazu unangenehme Seiten, die bisweilen nur erst durch die kunstreichste Behandlung verdeckt werden können.

Das Gebiete und der Bezirk der Vergnügungen der Einbildungskraft kann daher, so wie der Werke der schönen Künste und Wissenschaften selbst, immer mehr erweitert werden, je feiner und aufgeklärter der Geschmack wird. Nicht allein das bloß sinnlich Angenehme, sondern auch das Nützliche, das Schickliche, das Sittliche, und das Vernünftige, kann zum Vergnügen für die Einbildungskraft bearbeitet werden.

Die Grundlage aller Ideen, und also auch aller Phantasienbilder, besteht ursprünglich aus Empfindungen, und diese können auf keinerley Weise uns etwas anders vorstellen und zu erkennen geben, als allein das, was in der Natur und ihren Werken enthalten ist. Es kann daher auch nichts anders in die Phantasie gebracht werden, als Bilder aus der Natur. Da nun alle schöne Künste und Wissenschaften

bloß

bloß gewisse Ideale, die aus Phantasienbildern bestehen, zu realisiren und darzustellen sich bestreben, so ist es offenbar, daß alle Werke der schönen Künste und Wissenschaften, bloß Nachahmungen der Natur und ihrer Werke seyn müssen. Es ist daher auch mit Recht, die Nachahmung der Natur, zum allgemeinsten Grundsatze derselben angenommen worden.

Es liegt aber in dem Worte, Nachahmung, eine Zweydeutigkeit, worauf man aufmerksam seyn muß. Denn, so wenig als die Einbildungskraft in dem Gedächtnisse insbesondre besteht, so wenig darf auch gesagt werden, daß die Ideen, die sie hervorbringt, bloß Bilder dessen sind, was ehemals die unmittelbaren Empfindungen allein, an einem Gegenstand haben wahrnehmen lassen. Die Einbildungskraft zeichnet nicht bloß nach, sie copirt nicht, sondern sie ist zugleich Schöpferinn, ihre Ideen sind im Ganzen betrachtet, Originale (§. 166.).

Die

Die Einbildungskraft treibt den Grad des Angenehmen und Reizenden weit höher, als ihn die bloßen Empfindungen natürlicher Gegenstände an sich selbst gewirkt haben, sie formt ihre Bilder weit gefälliger, als die Natur selbst. Um deßwillen können auch die schönen Künste und Wissenschaften, wenn sie ein vollkommenes Ideal auf eine vollkommene Weise darstellen, ein weit empfindlicheres Vergnügen gewähren, als es den Werken der Natur an sich selbst möglich ist.

Hiernach kann man nun also nicht sagen: Je ähnlicher die Ideen der Einbildungskraft, oder die nach ihnen als ihrem Muster dargestellte Werke der Kunst, mit den wirklichen Empfindungen und ihren Gegenständen in der Natur sind, um desto besser und vollkommener sind sie. Sondern sie sind um so viel vollkommener, je mehr angenehme Empfindungen sie zu einem Gesichtspunkt vereinigen, und her-

vor-

vorbringen. Die Nachahmung der Natur, welche durch die schönen Künste und Wissenschaften bewirkt wird, besteht also nicht in der getreuen Nachzeichnung der Werke der Natur; diese kann auf bloß mechanische Weise am besten und getreusten vollbracht werden, und ist gemeiniglich mehr ein Handwerk, als eine freye und edle Kunst.

Nachahmen aber, so wie die schönen Künste und Wissenschaften nachahmen, heißt, die Quellen der angenehmen Empfindungen, die in den Werken der Natur zerstreut liegen, einem Gegenstande der Einbildungskraft, seinen Beschaffenheiten und Endzwecken gemäß, so einverleiben, und eben so mit ihm vereinigen und verbinden, als es die Natur selbst in ihren Werken zu thun pflegt, und dann, dieses Ideal so realisiren, daß es, in Beziehung auf die Einbildungskraft, eben so reizend und angenehm

genehm seyn kann, als es die Gegenstände der Natur, in Beziehung auf die Sinne sind.

Das Bild, das die bloßen Sinne von einem Werke der Natur uns vorstellen, ist die getreuste Copey desselben. Die Bilder aber, die sich die Einbildungskraft davon entwirft, sind solche Nachahmungen, die, auch in dem höchsten Grade ihrer Vollkommenheit, eben so wenig mit den einzelnen Werken der Natur, als zwey Parallellinien in einem Punkt, mit einander übereintreffen können.

Es versteht sich übrigens von selbst, daß Vernunft und Klugheit die Vergnügungen der Einbildungskraft, und ihren Gebrauch, bestimmen und leiten müssen.

Ende des zweyten Bandes.

FSC
www.fsc.org
MIX
Papier | Fördert
gute Waldnutzung
FSC® C083411

Kolibri 360 GmbH
Ferdinand-Jühlke-Straße 7
99095 Erfurt, Deutschland
produktsicherheit@kolibri360.de